Auf der Titelseite ist eine blühende Trichterwinde (Ipomoea tricolor) zu sehen. Die Schriftzeichen sind so gesetzt, daß keine der Blüten überdeckt wird. Wir dachten, daß diese Form der Gestaltung einen Einblick darin gibt, worum es hierbei geht, nämlich einen Weg zu gehen, bei dem die Blumen nicht zertreten werden.

—Stephen

Nofziger **Natürliche Geburtenkontrolle**

Margaret Nofziger

Natürliche Geburtenkontrolle

Eine kooperative Methode

IRISIANA

IRISIANA
Eine Buchreihe herausgegeben von
Margit und Rüdiger Dahlke

Die Originalausgabe erschien unter dem Titel
A Cooperative Method of Natural Birth Control
bei The Book Publishing Company, Tennessee

Die Deutsche Bibliothek – CIP-Einheitsaufnahme
Nofziger, Margaret:
Natürliche Geburtenkontrolle: eine kooperative Methode / Margaret
Nofziger. [Dt. Übers.: The Farm, Tennessee].
– 16. Aufl. – München: Hugendubel, 1993
(Irisiana)
Einheitssacht.: A cooperative method of natural birth control <dt.>
ISBN 3-88034-713-1

16. Auflage 1993

Umschlaggestaltung: Zembsch' Werkstatt, München
Produktion: Tillmann Roeder
Gesamtherstellung: Freiburger Graphische Betriebe, Freiburg i. Br.
Printed in Germany

ISBN 3-88034-713-1

Inhalt

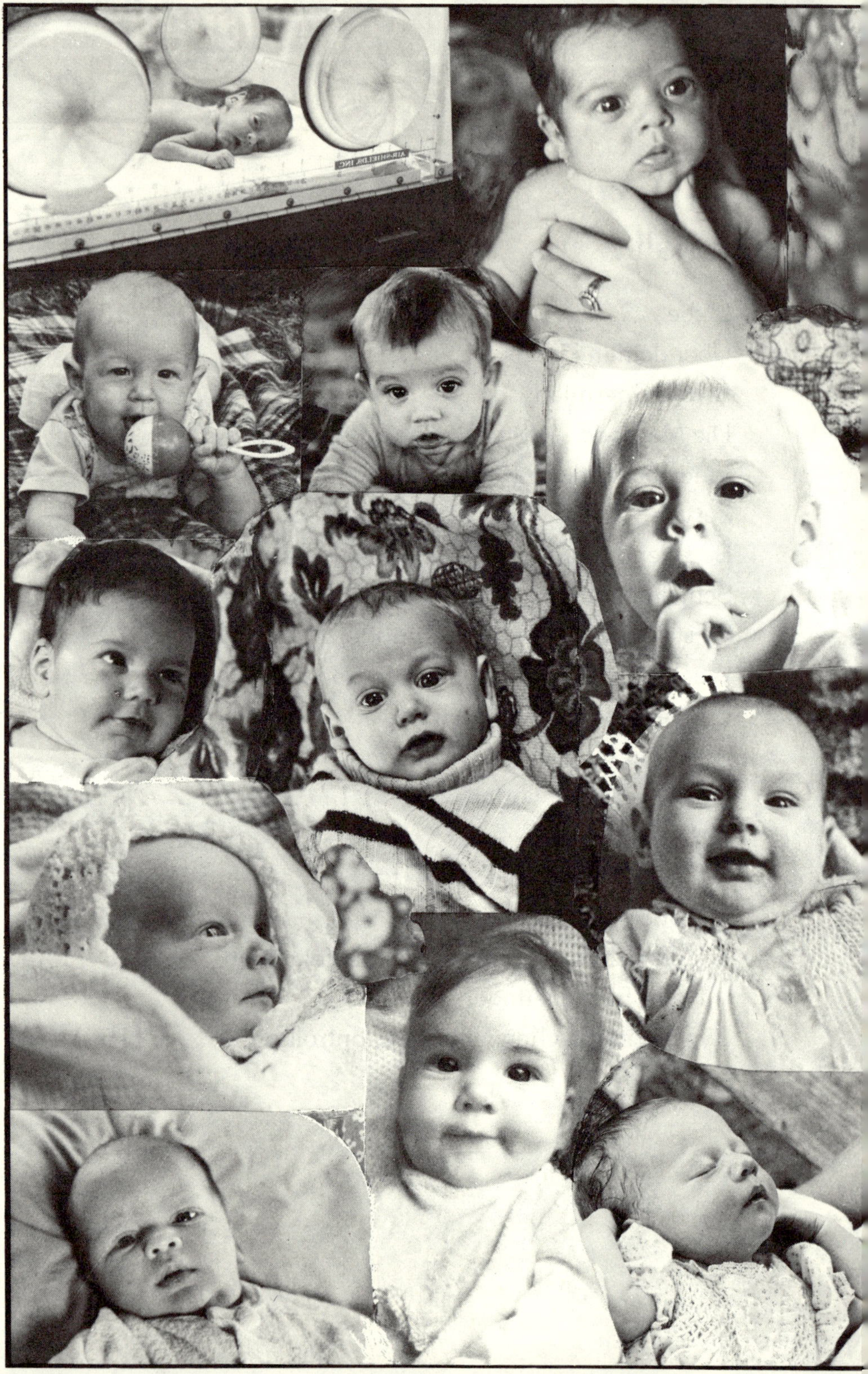

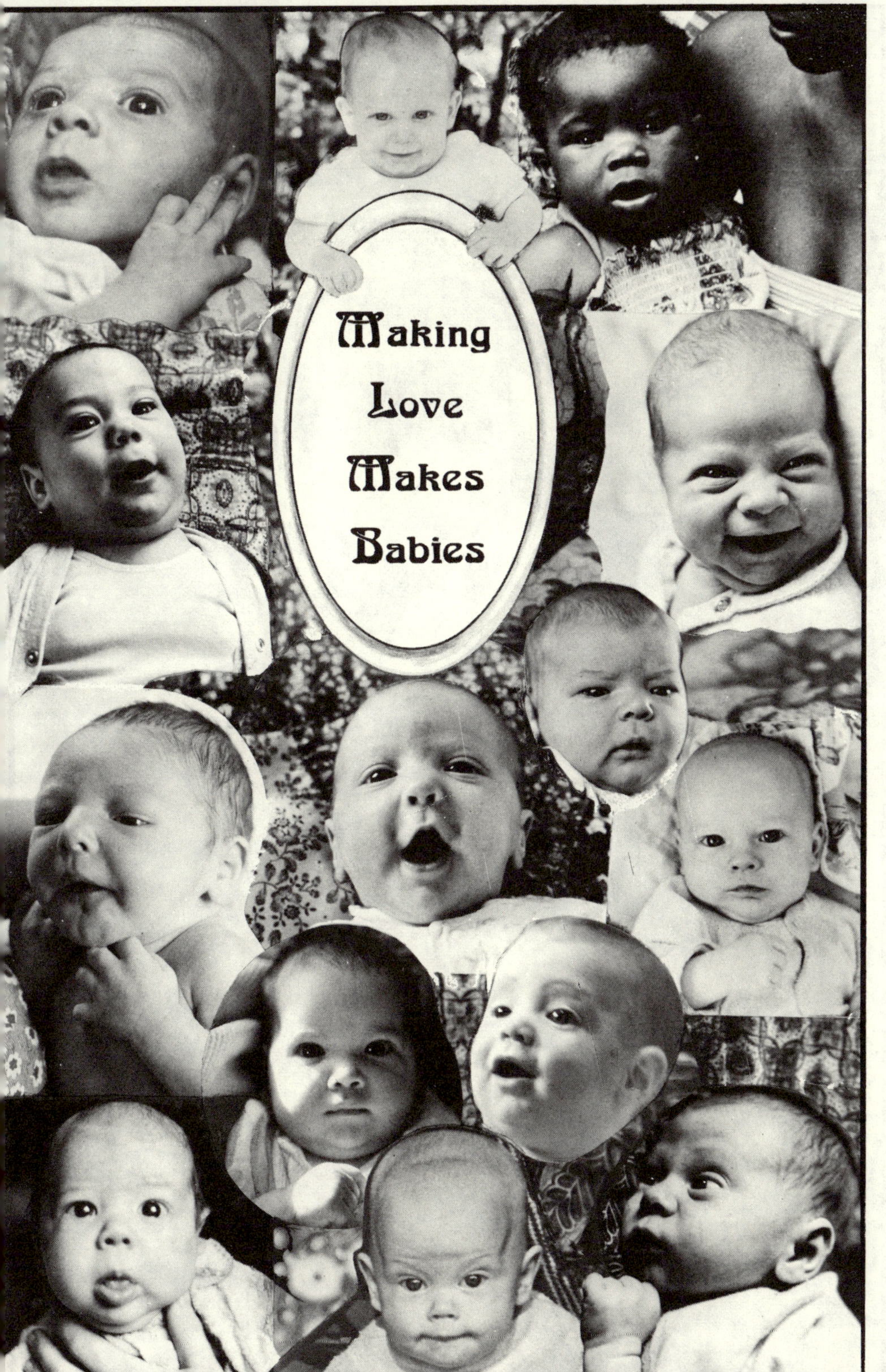
Making
Love
Makes
Babies

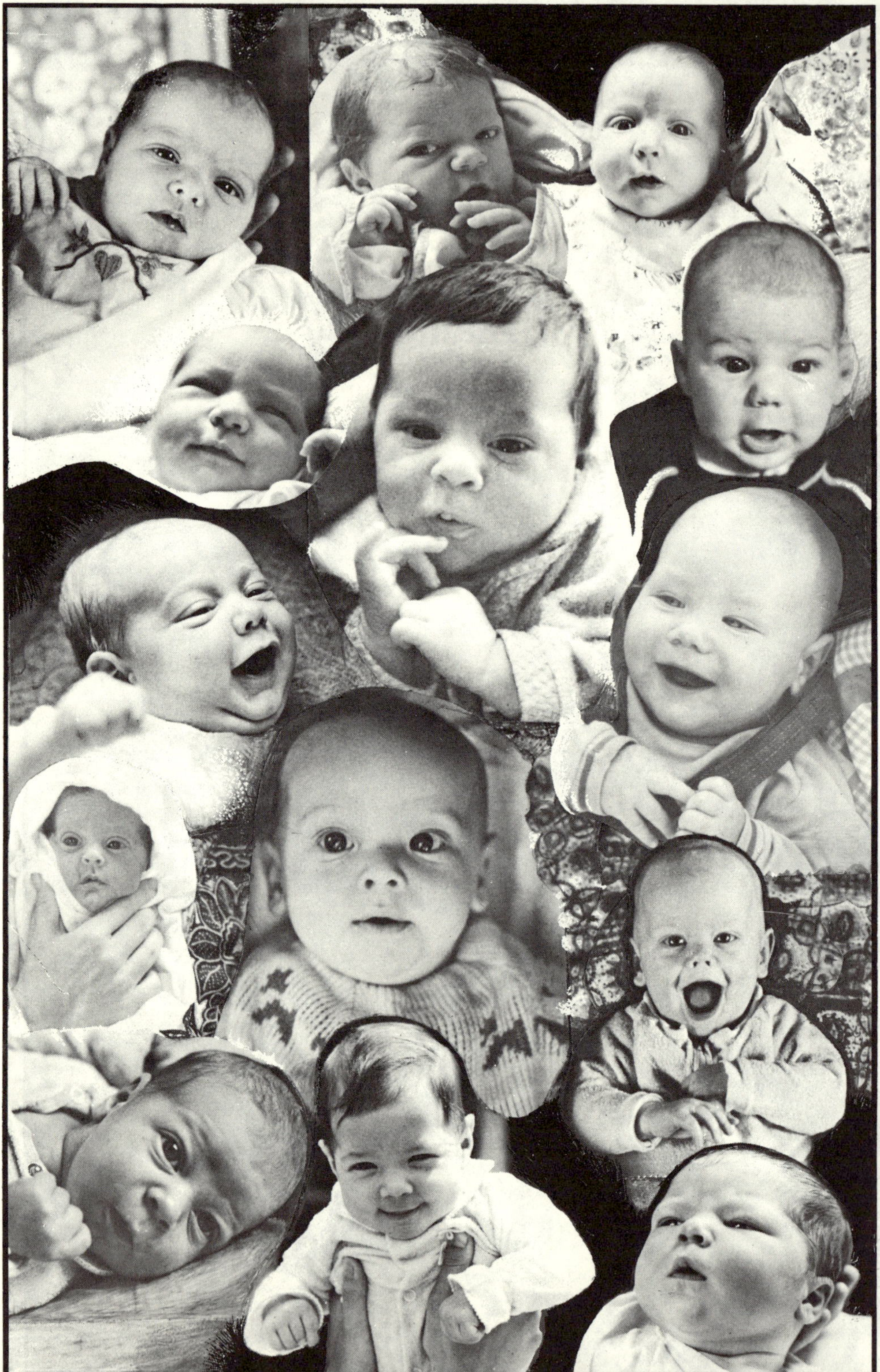

Wenn ihr keine Kinder haben möchtet oder damit noch warten wollt, könnt ihr während der fruchtbaren Tage auf Geschlechtsverkehr verzichten. Dieses Buch soll euch dabei helfen, die fruchtbaren Tage herauszufinden.

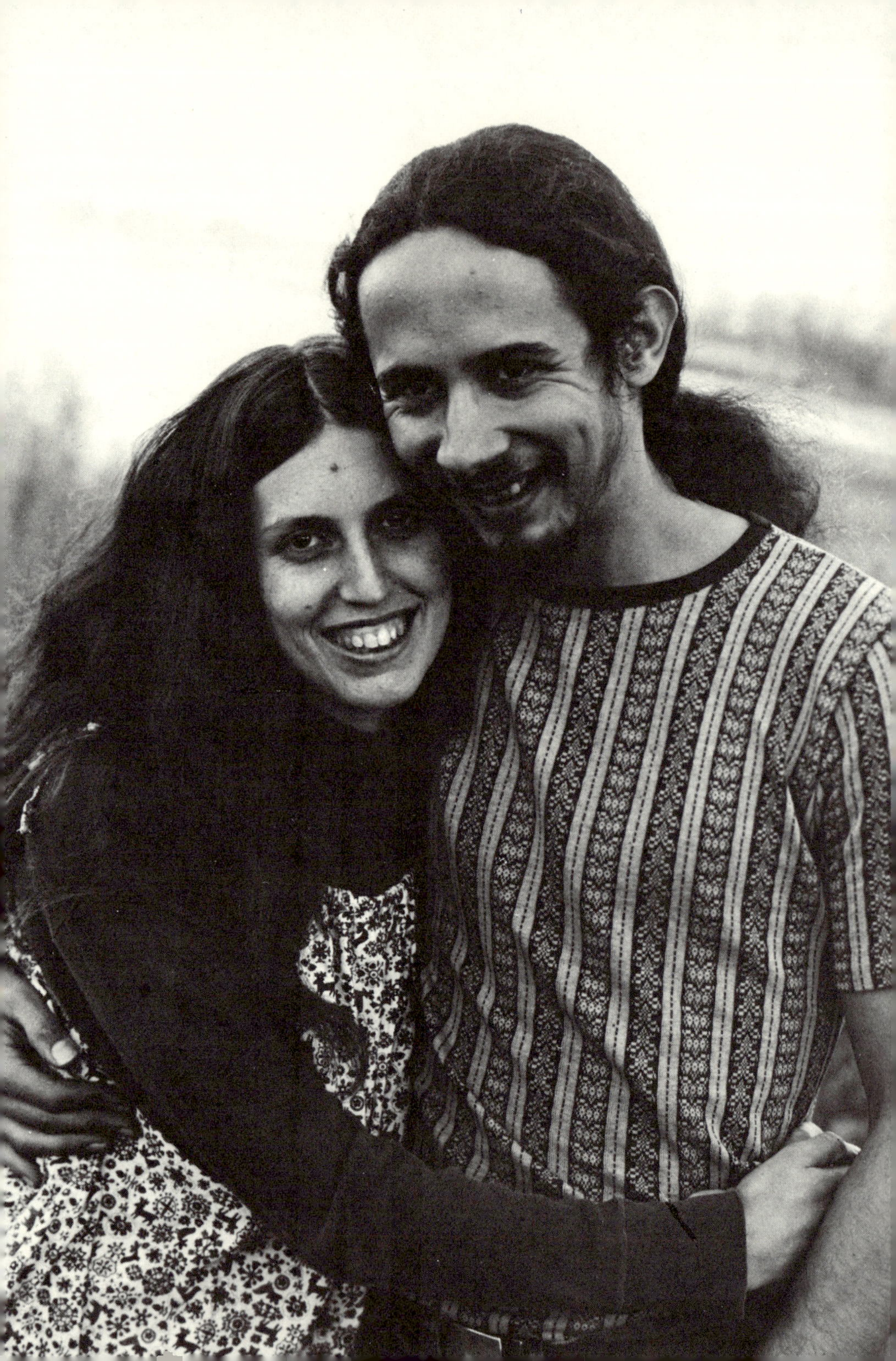

Liebe

Bevor wir uns im Einzelnen mit dieser Methode auseinandersetzen, möchte ich noch etwas über Liebe sagen.

Dies hier ist die einzige Form der Geburtenkontrolle, die echte *Kooperation* zwischen Partnerin und Partner beinhaltet. Weder Frau noch Mann brauchen gesundheitliche Schäden zu befürchten, und keine/r von beiden muß die Verantwortung allein auf sich nehmen. Es ist die einzige nicht sexistische Form der Geburtenkontrolle, die Liebe und Verständnis von beiden verlangt.

Die Grundlage dieser Methode ist das *Übereinkommen* zwischen Mann und Frau, genau aufzupassen, und sich für kurze Zeit liebevoll zu enthalten, um eine Schwangerschaft zu verhindern. Wenn ihr dann wieder miteinander schlaft, wird euer Zusammensein vollkommen und für alle Lebensenergie, die euch möglich ist, empfänglich sein. Und wenn ihr nicht auf ein Baby vorbereitet seid, dann tut ihr eben auch nichts, was eine Schwangerschaft verursachen könnte. Das heißt nicht, daß ihr ganz darauf zu verzichten braucht, einander zu lieben. Es gibt viele andere Wege, außer dem herkömmlichen, euch eure Liebe zu zeigen. Jene wenigen Tage im Monat könnt ihr mit Liebe und Phantasie genauso erfüllend und belebend erfahren wie die restliche Zeit. Wenn ihr lernt, in diesem Bereich zusammenzuarbeiten, kann sich dadurch auch eure Beziehung zueinander vertiefen.

Über deinen Zyklus

Befassen wir uns zuerst mit dem zeitlichen Ablauf des weiblichen Zyklus, um herauszufinden, zu welchem Zeitpunkt der Eisprung (Ovulation) wahrscheinlich stattfindet. Die meisten Frauen haben ihren Eisprung 14 Tage *vor* ihrer nächsten Periode (nicht 14 Tage nach der vorausgegangenen). Er kann irgendwann zwischen 12 - 16 Tagen vor deiner Periode liegen, meistens aber um den 14. Tag vor ihr. Ein weitverbreiteter Irrtum ist die Vorstellung, der Eisprung fände 14 Tage nach der Periode statt. Bei dieser häufig angewandten Berechnungsmethode wird von einem 28-Tage-Zyklus ausgegangen, in dem der Abstand des Eisprungs sowohl zur vorausgegangenen als auch zur nachfolgenden Periode jeweils 14 Tage beträgt. Es macht aber einen ziemlichen Unterschied aus, ob dein Zyklus länger oder kürzer als 28 Tage ist.

Der 1. Tag in deinem Zyklus ist immer der Tag, an dem deine Periode beginnt, also:

Tag 1 deines Zyklus ist
Tag 1 deiner Periode

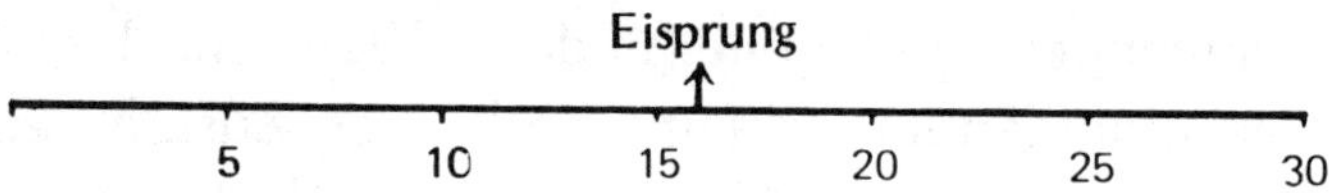

Dies ist ein 30-Tage-Zyklus.
In diesem Zyklus würde die Frau wahrscheinlich um den 16. Tag ihren Eisprung haben: 14 Tage vor ihrer nächsten Periode.

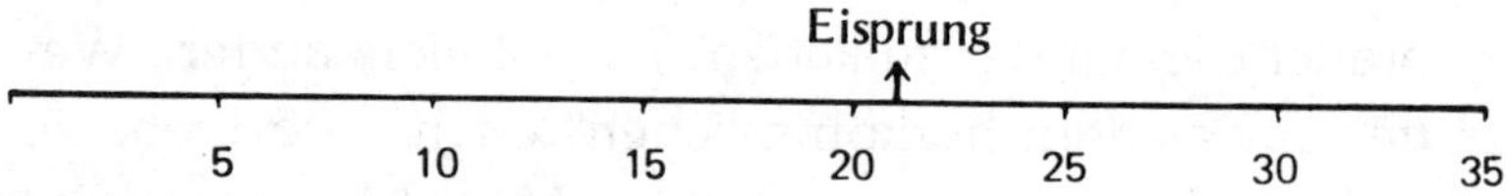

In diesem 35-Tage-Zyklus hatte sie um den 21. Tag ihren Eisprung.

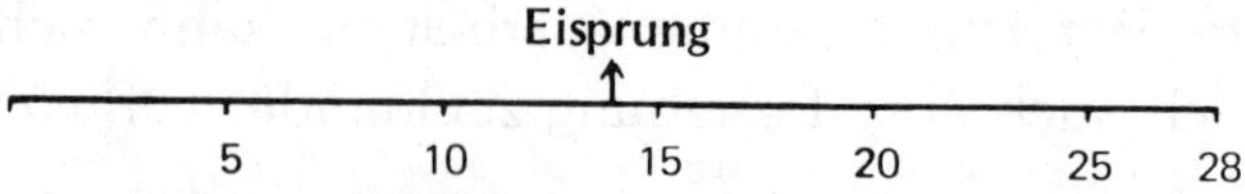

In diesem 28-Tage-Zyklus hatte sie um den 14.Tag ihren Eisprung.

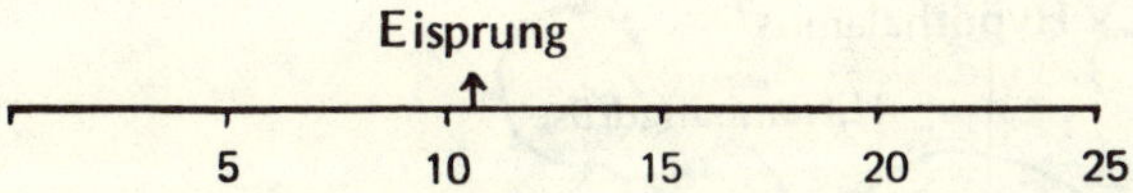

In diesem 25-Tage-Zyklus hatte sie um den 11. Tag ihren Eisprung.

Wie du an diesen verschiedenen Beispielen sehen kannst, ist der zeitliche Abstand vom Eisprung bis zur Periode ziemlich konstant: etwa zwei Wochen. Das läßt sich folgendermaßen erklären: Wenn der Eisprung stattfindet, platzt in einem deiner Eierstöcke ein reifes Ei aus seinem Bläschen heraus und wandert in Richtung Gebärmutter fort. An der Stelle, wo vorher das Ei gelegen hat, hinterläßt es eine Art Höhle oder Vertiefung. Diese Höhle, *Corpus Luteum* oder *Gelbkörper* genannt, verwandelt sich in eine hormonproduzierende Drüse und scheidet das Hormon Progesteron aus. Diese Drüse hat eine *begrenzte Lebensdauer* von annähernd 2 Wochen bzw. 12-16 Tagen. Danach wächst sie wieder zu, die Progesteronproduktion hört auf und deine Periode setzt ein. Der Grund für die ziemlich konstante Dauer der Zyklusphase nach dem Eisprung liegt in der jeweils gleichbleibenden Lebenszeit des Gelbkörpers. Aber die Zyklusphase vor dem Eisprung variiert je nach Dauer deines Zyklus. Die meisten Frauen haben ziemlich konstante Zyklen, d.h. ihr Zyklus verschiebt sich, wenn überhaupt, jeweils nur um 2 oder 3 Tage im Monat.

Dein Zyklus verändert sich durch Hormone. Im allgemeinen wirken alle diese Hormone so zusammen, daß sich dein Zyklus jeden Monat in regelmäßigen Abständen verändert. Einige dieser Hormone jedoch werden von einem Teil des Gehirns, dem *Hypothalamus*, gesteuert und dieser wird von Umweltfaktoren wie Gesundheit, Reisen, physischem oder psychischem Streß, Gefühlen wie Furcht, Ärger oder chronischer Angst beeinflußt.

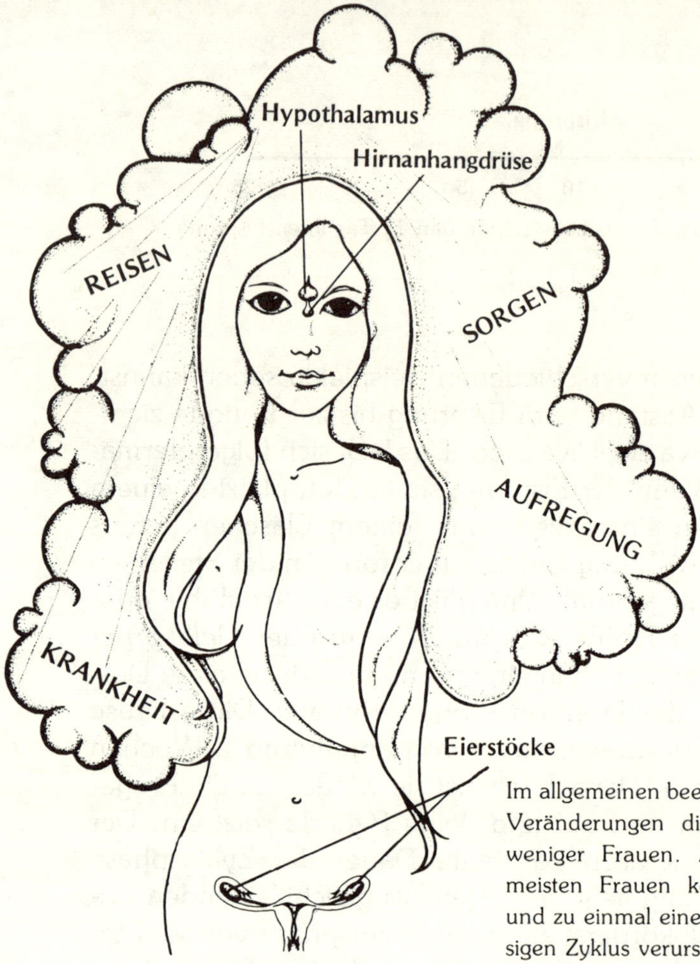

Im allgemeinen beeinflussen diese Veränderungen die Zyklen nur weniger Frauen. Aber bei den meisten Frauen können sie ab und zu einmal einen unregelmässigen Zyklus verursachen und bei einigen Frauen sogar häufig.

Wenn du also krank wirst, verreist oder dich einmal sehr aufregst, kann das einen ungewöhnlich frühen oder späten Eisprung zur Folge haben, und deine Periode wird dann verfrüht oder verspätet einsetzen.

Es gibt Warnsignale für zu frühen oder verspäteten Eisprung — die gleichen Veränderungen des Zervix-Schleims, die dich vor einem regulären Eisprung warnen. Aber du mußt besonders aufpassen, wenn du während eines Zyklus krank wirst, verreist oder unter Streß stehst, damit du diese Signale nicht übersiehst, wenn sie auftreten, bevor du sie erwartest.

Ei & Spermien

Damit es überhaupt zu einer Schwangerschaft kommen kann, müssen eine lebende Samenzelle des Mannes und eine lebende Eizelle der Frau aufeinandertreffen und miteinander verschmelzen. Das ist nur während einiger weniger Tage im Fruchtbarkeitszyklus der Frau möglich. Du kannst schwanger werden, wenn ihr genau zum Zeitpunkt des Eisprungs miteinander schlaft. Du kannst aber auch schwanger werden, wenn ihr euch bis zu 72 Stunden vor oder 24 Stunden nach dem Eisprung liebt, denn:

DAS EI IST NUR 12-24 STUNDEN LEBENSFÄHIG

und

SPERMIEN KÖNNEN EIN EI 3 TAGE LANG BEFRUCHTEN*
(VIELLEICHT SOGAR BIS ZU 5 TAGEN)

Um zu vermeiden, daß du schwanger wirst, müßt ihr euch 3 Tage vor und einen Tag nach dem Eisprung enthalten.

Alles wäre also sehr einfach, wenn wir den Zeitpunkt des Eisprungs genau bestimmen könnten. Der bisherige Stand der Fruchtbarkeitsforschung läßt aber nur eine annähernde Bestimmung des Zeitpunktes zu, an dem der Eisprung stattfindet. Deshalb müssen wir eine Sicherheitsspanne mit in unsere Berechnungen einbeziehen.

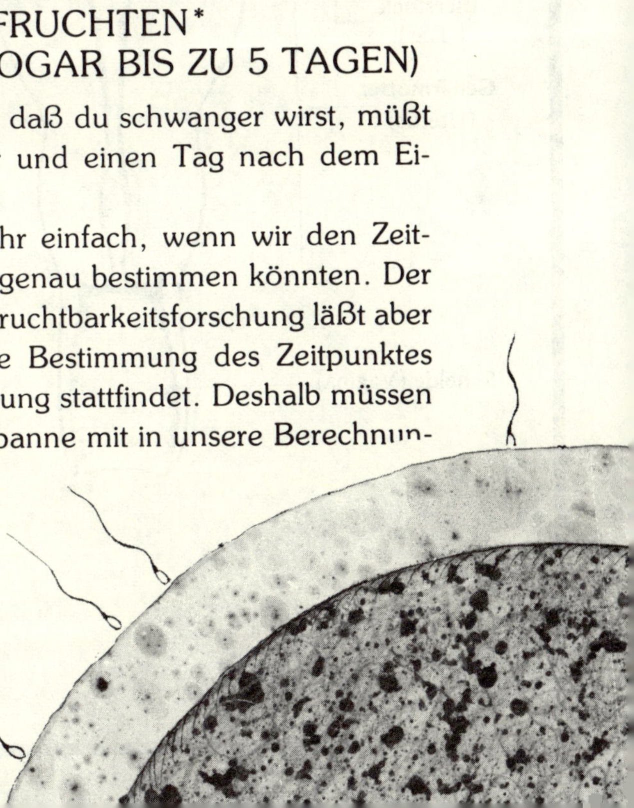

* siehe Literaturangaben im Anhang.

DIE
WEIBLICHEN
GESCHLECHTSORGANE

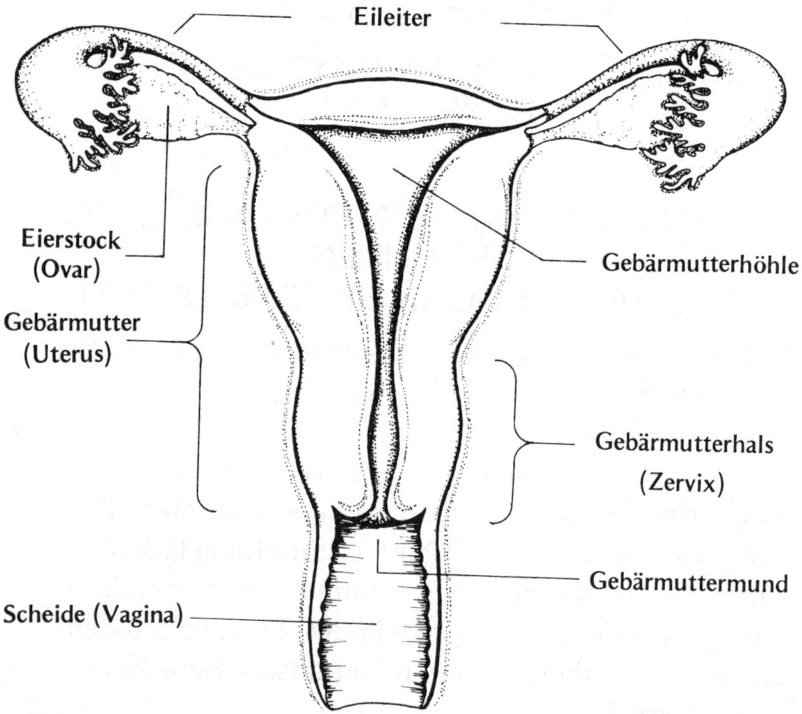

Die Methode
- wie es gemacht wird -

Diese Methode natürlicher Geburtenkontrolle besteht aus drei verschiedenen einzelnen Methoden. Sie ist eine Kombination aus:

1. Aufzeichnung der Basaltemperatur (Körpertemperatur bei vollkommener Ruhe).

2. Bestimmung der frühen, vor dem Eisprung liegenden, unfruchtbaren Zeit nach Regeln der Kalendermethode.

und

3. Beobachtung und Aufzeichnung des Zervix-(Gebärmutterhals-) Schleims, der sich während des monatlichen Zyklus sichtbar verändert.

Wir werden die Kalendermethode benutzen, um die unfruchtbare Zeit vor dem Eisprung herauszufinden.

Die Aufzeichnung der Basaltemperatur wird angewandt, um die sichere, unfruchtbare Zeit nach dem Eisprung festzustellen. Die Schleimbeobachtung wird dir dabei helfen, einen unerwartet frühen Eisprung vorauszusagen bzw. zu bestätigen, wenn ein Eisprung stattgefunden hat. (siehe Bild)

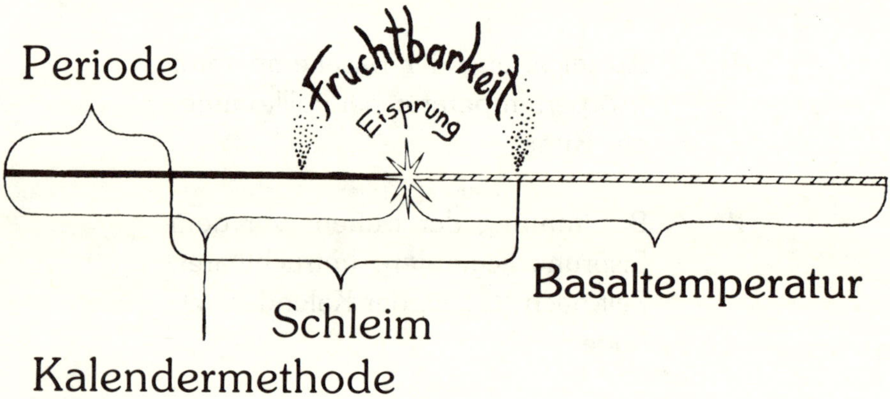

Diese Methode wird "natürlich" genannt, weil sie darauf basiert, die natürlichen Veränderungen im weiblichen Fruchtbarkeitszyklus zu erkennen, und weil sie darauf hinzielt, eine Schwangerschaft während der fruchtbaren Tage einer Frau zu vermeiden.

In deinem Körper treten bestimmte natürliche Zeichen und Symptome auf, die auf verschiedene Phasen deines Zyklus und besonders auf die Tage vor und nach deinem Eisprung hinweisen können.

Beim Eisprung platzt in einem deiner beiden Eierstöcke ein reifes Ei aus seinem Bläschen (Follikel) heraus und geht auf die Reise zur Gebärmutter.

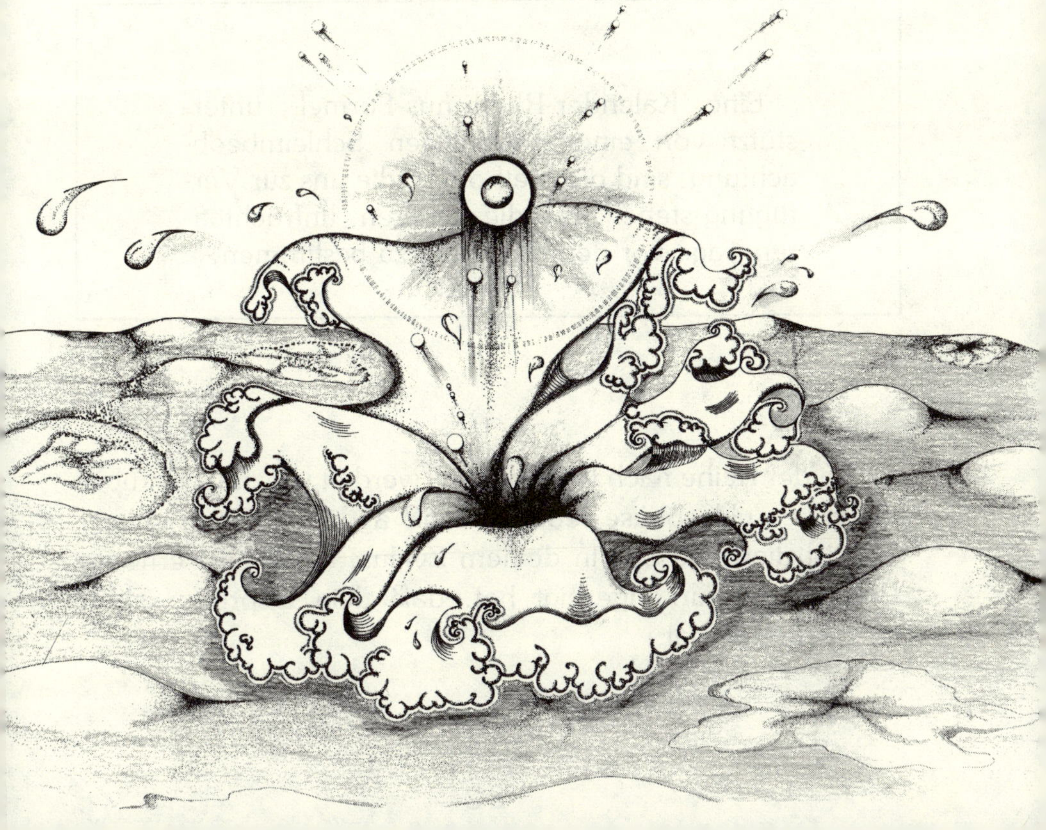

Es ist für dich ziemlich einfach, herauszufinden, ob dein Eisprung schon stattgefunden hat, weil deine Basaltemperatur nämlich direkt nach dem Eisprung ansteigt und bis einige Tage vor der Periode erhöht bleibt.

ABER SCHWIERIGER IST ES , DEN ZEITPUNKT ZU BESTIMMEN , ZU DEM DER EISPRUNG ZU ERWARTEN IST.

Ihr müßt 5 Tage vorher schon aufpassen, um zu verhindern, daß irgendwelche Spermien “auf der Lauer liegen”, die darauf warten, daß das Ei aus seinem Bläschen herausplatzt, um dann mit ihm zusammenzutreffen.

> Eine Kalender-Rhythmus-Formel, unterstützt von einer sorgfältigen Schleimbeobachtung, sind die Methoden, die uns zur Verfügung stehen, um die sicheren, unfruchtbaren Tage vor dem Eisprung zu bestimmen.

Um der Reihe nach vorzugehen, werden wir zunächst über die erste Zyklusphase reden; vergiß aber nicht: Am sichersten ist diejenige Zeit in deinem Zyklus, wo dir die erhöhte Basaltemperatur angezeigt hat, daß dein Eisprung schon stattgefunden hat.

Die beste Zeit, sich zu lieben und dabei mit Sicherheit eine Schwangerschaft zu vermeiden, ist dann, wenn ihr euch sicher seid, daß dein Eisprung schon stattgefunden hat. Es ist leichter festzustellen, daß ein Eisprung *schon aufgetreten ist,* als ihn *vorherzusagen*. Der wichtigste Beweis dafür, daß ein Eisprung bereits stattgefunden hat, liegt in der Tatsache, daß ***deine Basaltemperatur nach dem Eisprung erkennbar ansteigen wird.***

Wenn ihr die absolut sichere und zuverlässige Form der natürlichen Geburtenkontrolle anwenden wollt, schlage ich vor, ihr macht das, was die Franzosen "la methode dure" nennen, die genaue Methode. Dann schlaft ihr nur in der letzten Zyklusphase miteinander und enthaltet euch in dem Zeitraum zwischen Periode und Eisprung.

Die streng eingehaltene Temperatur-Methode ist 98,6-99,2% sicher.* (Pearl Index von 0,8-1,4 Schwangerschaften bei hundert Frauen pro Jahr). Diese Statistik schließt die falsche Anwendung der Methode mit ein.

*Welt Gesundheitsorganisation: "*Biologie der Fruchtbarkeitskontrolle durch periodische Enthaltsamkeit.*" Technischer Report Serie Nr. 360, Genf, 1967.

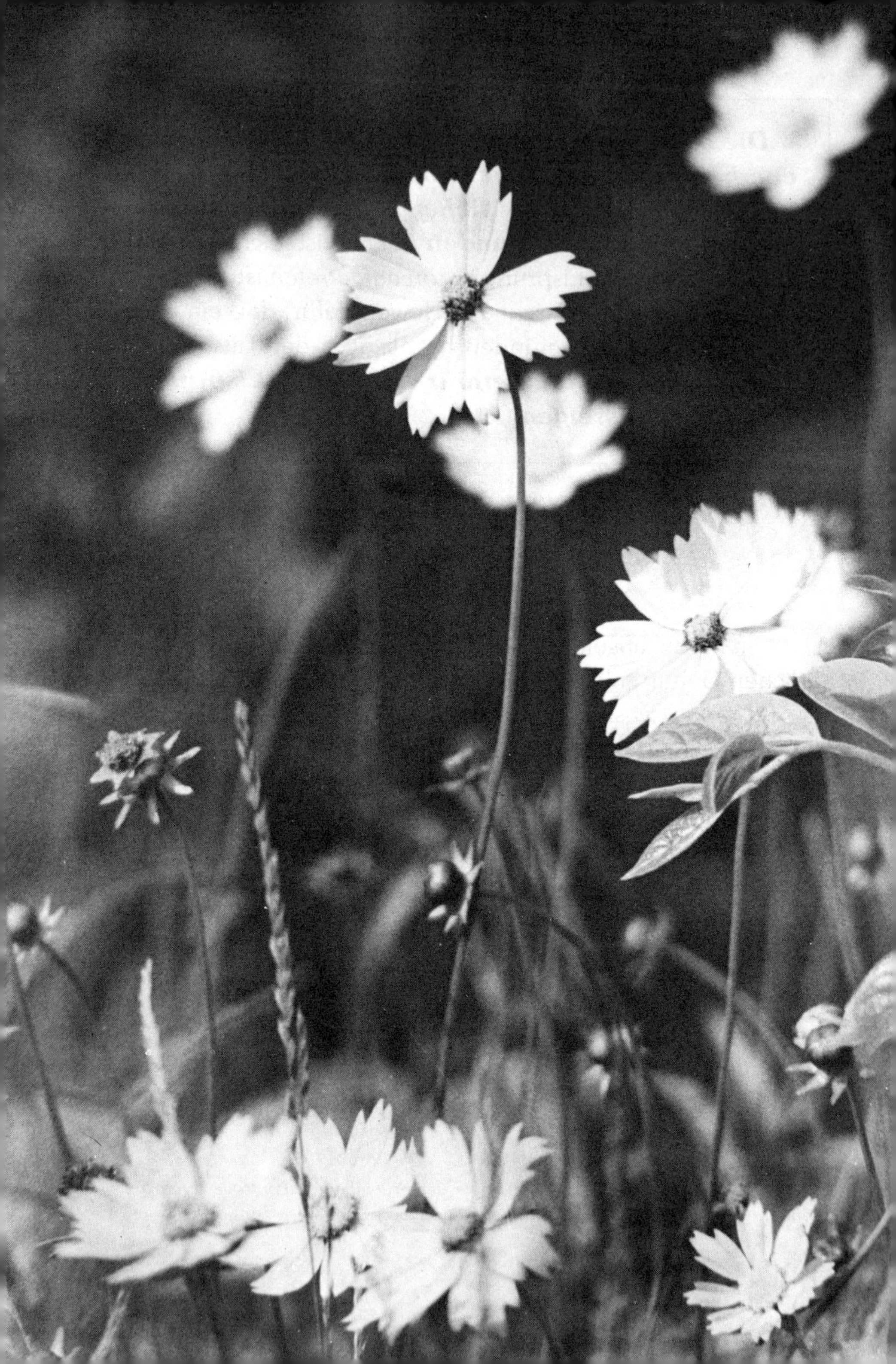

Eine abgeänderte Kalender - Rhythmus -Methode

Als erstes möchte ich zu der Kalender-Methode folgendes sagen:

DIE KALENDER - RHYTHMUS - METHODE ALLEIN GENÜGT NICHT !!!

CALENDER RHYTHM ALONE IS NOT ENOUGH !

EL METODO DEL RITMO CALENDARIO SOLAMENTE NO ES BASTANTE !

LE RHYTHME D'APRÈS LE CALENDRIER TOUT SEUL NE SUFFIT PAS !

IL MÈTODO DEL RITMO CALENDARIO SOLAMENTE NON BASTA !

ATT FÖRLITA SIG PÅ "SÄKRA PERIODER" BESTÄMD MED EMBART ALMANACKAN RÄCKER INTE !

DE KALENDER RHYTHME METHODE VOOR GEBOORTEBEPERKING IS NIET VOLDOENDE !

Wenn du dich nur auf die Kalender - Methode als Schwangerschaftsverhütung verläßt, kann es durchaus passieren, daß du schwanger wirst. Über Jahre hinweg hat sich diese Methode, allein angewandt, als nur 60-80% sicher erwiesen.

Die Kalender - Methode

Die Kalender - Methode gehört zu den ältesten Mitteln, um fruchtbare und unfruchtbare Zeiten im weiblichen Zyklus zu bestimmen. Diese Methode beruht auf den drei physiologischen Grundsätzen, die im vorigen Kapitel besprochen wurden:

a) Der Eisprung findet ungefähr zwei Wochen vor der nächsten Periode statt. Im Durchschnitt sind es 14 Tage, aber er kann auch zwischen 12-16 Tagen vor der nächsten Periode liegen.
b) Spermien sind gewöhnlich drei Tage lang lebensfähig (befruchtungsfähig).
c) Die Lebensdauer des Eies (Ovum) beträgt nur 12-24 Stunden.

Wenn du also eine Liste besitzt mit der Dauer früherer Zyklen von ca. 9-12 Monaten, kannst du von deinen kürzesten Zyklen jeweils ungefähr zwei Wochen abziehen, und so annähernd herausfinden, wann du in diesen kurzen Zyklen deinen Eisprung hattest. Damit hast du den *frühesten Zeitpunkt bestimmt, an dem du in kommenden Zyklen deinen Eisprung haben könntest.*

Dann ziehst du ungefähr zwei Wochen von dem längsten Zyklus, den du je gehabt hast, ab. Damit kannst du ungefähr den Zeitpunkt festlegen, zu dem du in deinen längeren Zyklen deinen Eisprung hattest. Und so weißt du auch, wann *in deinen kommenden Zyklen dein Eisprung am spätesten auftreten könnte.*

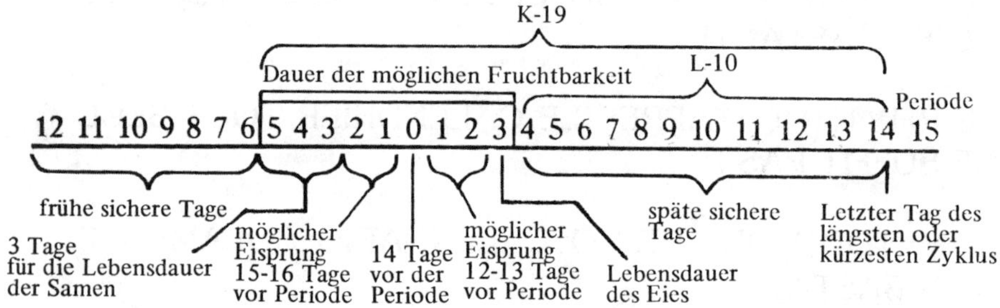

Von dem geschätzten frühen Eisprungstermin ziehe zwei weitere Tage ab, für den Fall, daß du deinen Eisprung 16 Tage statt genau zwei Wochen (14 Tage) vor der nächsten Periode bekommst. Zieh noch drei weitere Tage ab für die *Lebensdauer der Spermien.* (Vergiß nicht, daß Spermien drei Tage in dir auf den Eisprung warten können.) Laut dem *Verlauf deiner vergangenen Zyklen* wäre dies dein letzter sicherer unfruchtbarer Tag.

Zu dem Tag in deinem Zyklus, an dem dein Eisprung am spätesten auftrat, fügst du zwei weitere Tage hinzu, für den Fall, daß dein Eisprung 12 Tage der nächsten Periode vorausgeht, anstatt genau zwei Wochen. Hänge noch einen weiteren Tag an, um die maximale Lebensdauer des Eies von 24 Stunden zu berücksichtigen. Damit hast du den ersten unfruchtbaren Tag, nachdem die Lebenszeit des Eies vorüber ist, berechnet, und somit auch deine späten sicheren Tage festgelegt.

Von diesen Überlegungen gehen die ursprünglichen Kalender - Formeln aus, von denen die bekannteste die Knaus - Ogino - Formel ist, die besagt:

Kürzester Zyklus minus 19, um die frühen sicheren Tage vor dem Eisprung herauszufinden.
Längster Zyklus minus 10, um die späten sicheren Tage nach dem Eisprung herauszufinden.

Da wir die Temperaturmethode anwenden werden, um die späten sicheren Tage nach dem Eisprung festzustellen, werden wir uns nicht mit der letzten Hälfte der Formel befassen. Ihr braucht euch nicht zu enthalten, um auch den längsten Zyklus, den du jemals gehabt hast (also auch den spätesten Eisprung) mit einzubeziehen, wenn die Temperaturkurve den Verlauf deiner Fruchtbarkeit in jedem einzelnen Zyklus anzeigen kann. Was wir also von dem Kalender - System brauchen, ist das Konzept einer Formel für frühe, sichere Tage, die auf dem Verlauf früherer Zyklen beruht. Die ursprüngliche Knaus - Ogino - Formel von: "K (kürzester) - 19" hat eine kleine, aber dennoch vorhandene Fehlerquote — mit anderen Worten: einige Frauen wurden schwanger. Wir werden deshalb eine abgeänderte Kalender - Formel für frühe, sichere (unfruchtbare) Tage übernehmen:

K - 21 = letzter unfruchtbarer Tag der Phase vor dem Eisprung.

Diese Formel soll dir eine Sicherheitsspanne von ungefähr 7 Tagen vor dem geschätzten Eisprungstermin geben (der ca. 2 Wochen vor der kommenden Periode liegt). Die 7 Tage setzen sich zusammen aus: 5 Tagen für die maximale Lebensdauer der Spermien und 2 weiteren Tagen für den Fall, daß der Eisprung 16 Tage anstatt 14 Tage vor der kommenden Periode stattfindet.

Zum Beispiel:

Wenn dein kürzester festgestellter Zyklus 28 Tage lang wäre, würdest du dich nach dem 7. Tag enthalten — deine Fruchtbarkeit beginnt am 8. Tag.

28-21 = 7. als letzter sicherer Tag.

Wenn dein kürzester festgestellter Zyklus 32 Tage lang wäre, würdest du dich nach dem 11. Tag enthalten — deine Fruchtbarkeit beginnt am 12. Tag.

32-21 = 11, als letzter sicherer Tag.

kürzester festgestellter Zyklus	letzter unfruchtbarer Tag	erster fruchtbarer Tag
25	4	5
26	5	6
27	6	7
28	7	8
29	8	9
30	9	10
31	10	11
32	11	12
33	12	13
34	13	14
35	14	15

Dies wird umso verläßlicher, je mehr vergangene Zyklen du zur Verfügung hast. Wenn dein Zyklus in den letzten Jahren nie kürzer als 28 Tage war, könntest du ziemlich sicher sein, daß du bis zum einschließlich 7. Tag unfruchtbar bist. Aber du mußt in dieser frühen Zyklusphase immer noch sorgfältig den Zervixschleim beobachten, sonst könntest du in Schwierigkeiten geraten.

Wenn du anfängst, diese Methode zu benutzen, weißt du vielleicht noch nicht die Dauer deiner kürzesten Zyklen. In diesem Fall könnt ihr euch die ersten 6 Monate lang immer bis einschließlich dem 5. Tag des Zyklus lieben und danach erst die Formel anwenden.

Denk daran: Um die Dauer deines Zyklus herauszufinden, mußt du alle Tage beginnend mit dem ersten Tag deiner Periode bis ***einschließlich dem letzten Tag vor deiner nächsten Periode zählen.***

WICHTIG

Verlaß dich nur auf diese Anfangstage des Zyklus, wenn auch dein Schleim Unfruchtbarkeit anzeigt. Sollte eine dieser Methoden auf Fruchtbarkeit hinweisen, dann glaub es besser!

DENK DARAN: Die Kalender - Methode allein ist wirklich nicht verläßlich genug, um die unfruchtbaren Tage vor dem Eisprung herauszufinden, weil sich der Eisprungstermin **gelegentlich durch Krankheit, Streß, Reise und Arzneimittel wie Antibiotika und Beruhigungsmittel verschieben kann.** (Dieser Streß kann auch die folgenden Zyklen beeinflussen.) Deshalb mußt du deine abgeänderte Kalender - Formel anwenden in Verbindung mit:

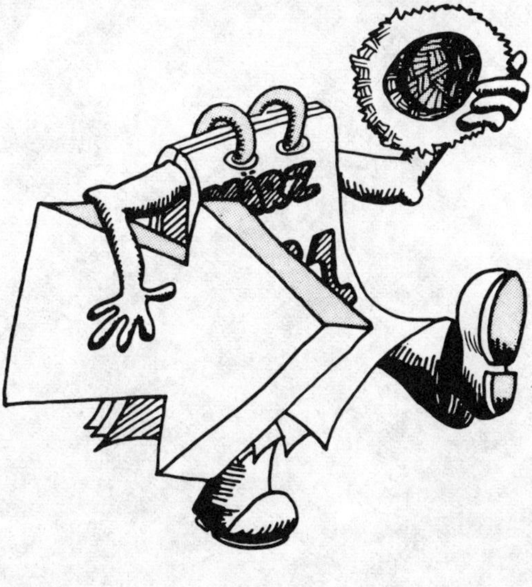

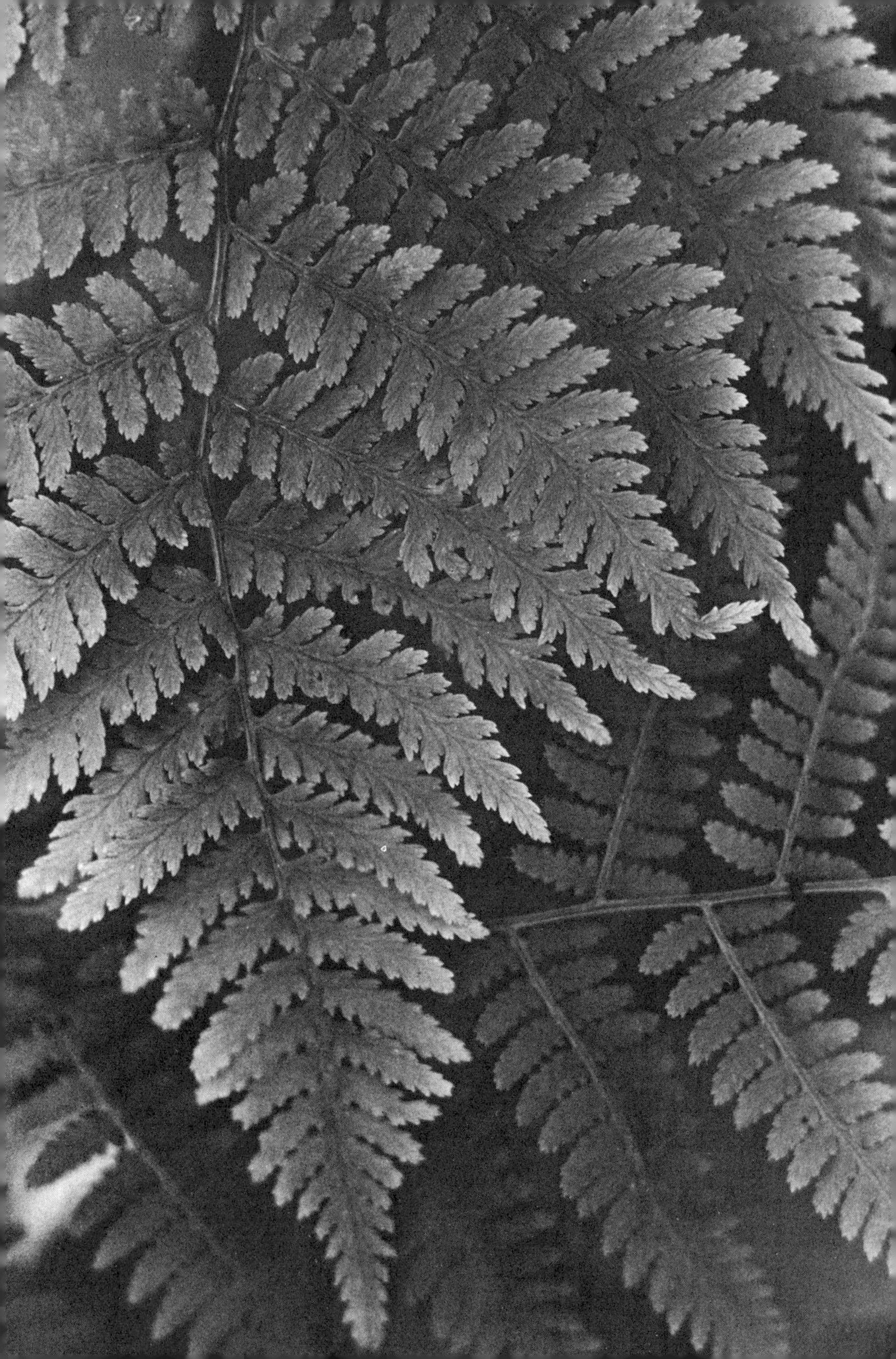

Zervix-Schleim — ein Zeichen für Fruchtbarkeit

In einigen Kulturen oder Situationen ist es nicht üblich bzw. möglich, die Basaltemperatur aufzuzeichnen. In diesem Fall würde die Zervix-Schleimbeobachtung zusammen mit einer "frühen Tage" Formel die beste Methode sein, falls nur eine einzelne Methode benutzt wird. Sie ist wesentlich genauer als nur die Kalendermethode. Aber ich empfehle dir dringend deine Zeit und Energie in die KOMBINATIONSMETHODE zu stecken und alle verfügbaren Zeichen deines Körpers mit einzubeziehen.

Wenn es nur irgendwie möglich ist, solltest du die Schleim-Methode zur Geburtenkontrolle in Verbindung mit der graphischen Darstellung der Basaltemperatur und der Aufzeichnung deiner vergangenen Zyklen benutzen.

Du produzierst immer Zervix-Schleim. Er wird von speziellen Zellen innerhalb des Gebärmutterhalses abgesondert und ändert seine Beschaffenheit während des monatlichen Zyklus. Du wirst diesen normalen Ausfluß sicher bemerkt und dich gewundert haben, warum der Schleim manchmal so reichlich, ein andermal gar nicht vorhanden ist. Es gibt rund 100 Gebärmutterhalsdrüsen, die Schleim ausscheiden.

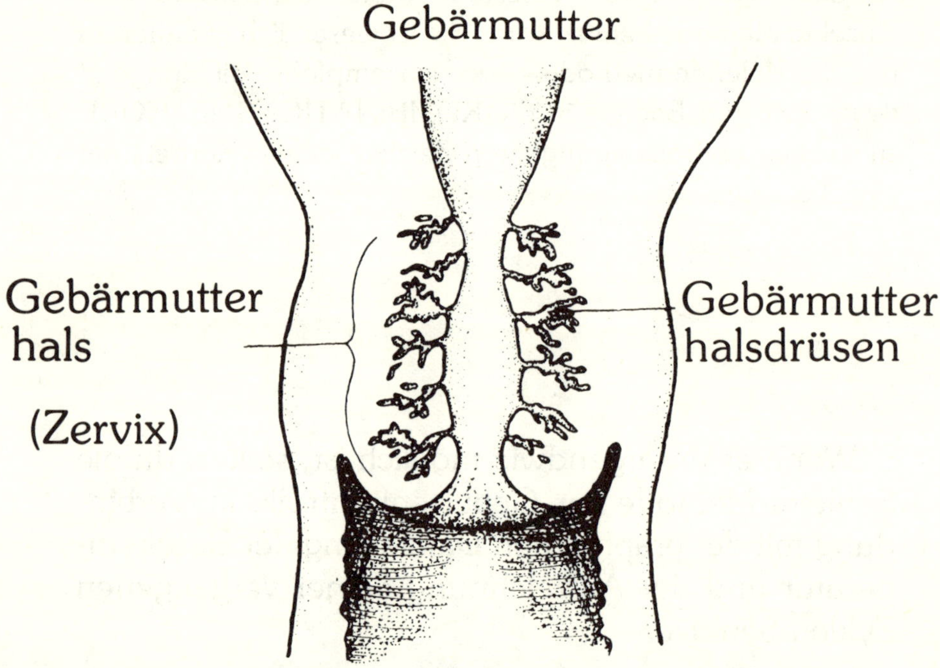

Viele Spermien gelangen in diese kleinen schleimproduzierenden Drüsengänge oder Höhlen, wo sie sicher untergebracht sind, vom Schleim ernährt werden und über einen Zeitraum von vielen Stunden oder Tagen allmählich zur Gebärmutterhöhle hin freigegeben werden.

Die zyklischen Veränderungen deines Schleimausflusses werden von den Geschlechtshormonen gesteuert.

Am Anfang und Ende des Zyklus, bei niedrigem **Östrogen**-Spiegel, ist der Schleim spärlich, klebrig und undurchsichtig von zellulärer Masse. In der Mitte des Zyklus verändert er sich zur fruchtbaren Art hin. Mit steigendem Östrogen-Spiegel, zur Vorbereitung des Eisprungs, wächst auch die Menge des Schleims. Er wird dünner und milchiger. Je höher der Östrogen-Spiegel steigt, umso klarer und wäßriger wird der Schleim. Auf dem Östrogen-Höhepunkt, gerade vor dem Eisprung, wird der Schleim glatt und durchsichtig und du kannst vielleicht aus ihm einen durchgehenden glänzenden Faden zwischen deinem Daumen und Zeigefinger oder zwischen zwei Mikroskop-Plättchen ausziehen.

Zu dieser fruchtbaren Zeit gibt es *gewöhnlich bis zu zehnmal mehr Schleim als zuvor.* Dieser reichlich vorhandene, fruchtbare Schleim ist eine Hilfe für die Spermien. Er ernährt sie, führt sie hoch durch seine faserartigen Kanäle, schützt sie vor der pH-Säure deiner Vagina (der Schleim ist alkalisch) und verhindert, daß sie von den Phagozyten* geschluckt werden.

Nach dem Eisprung bewirkt das Hormon **Progesteron**, daß sich der Schleim innerhalb von 1-2 Tagen wieder zum unfruchtbaren Typ hin verändert. Progesteron hemmt die Produktion der schleimproduzierenden Zellen des Gebärmutterhalses. Der Schleim wird jetzt wieder spärlich, dick, klebrig und undurchsichtig weiß oder gelb von zellulärer Masse und vom Proteingehalt. Abgesehen davon, daß unfruchtbarer Schleim anzeigt, daß du nicht gerade den Eisprung hast, formt er auch ein dichtes netzartiges Geflecht in dem Gebärmutterhals und läßt für die meiste Zeit des Zyklus nichts — also auch keine Spermien — in die Gebärmutter eindringen.

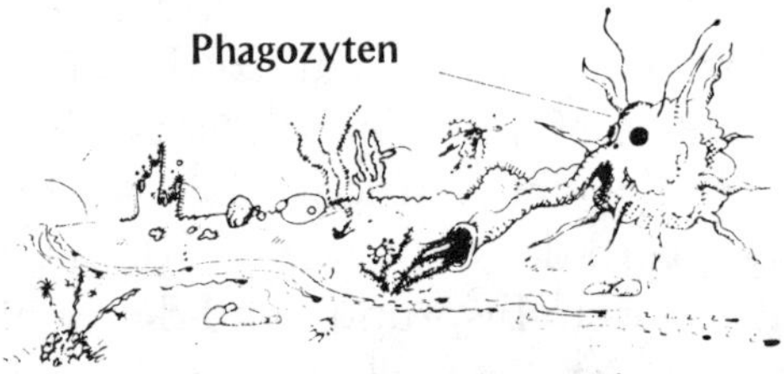

(frei erfunden)

*Phagozyten sind Zellen, die die Fähigkeit haben, Substanzen wie Bakterien, Protozoen, Zellen und Zelltrümmer zu fressen und zu zerstören.

—Taber's Cyclopedic Medical Dictionary

Makromoleküle des Schleims — ein Hydrogel

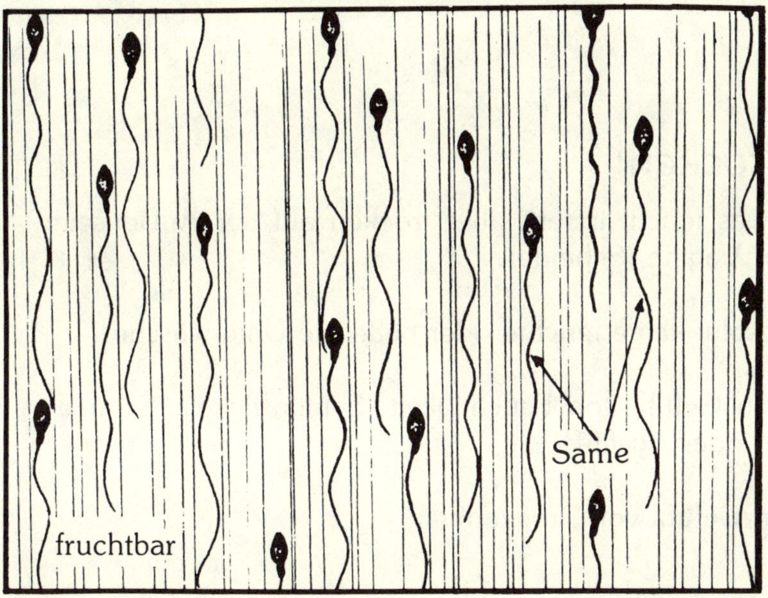

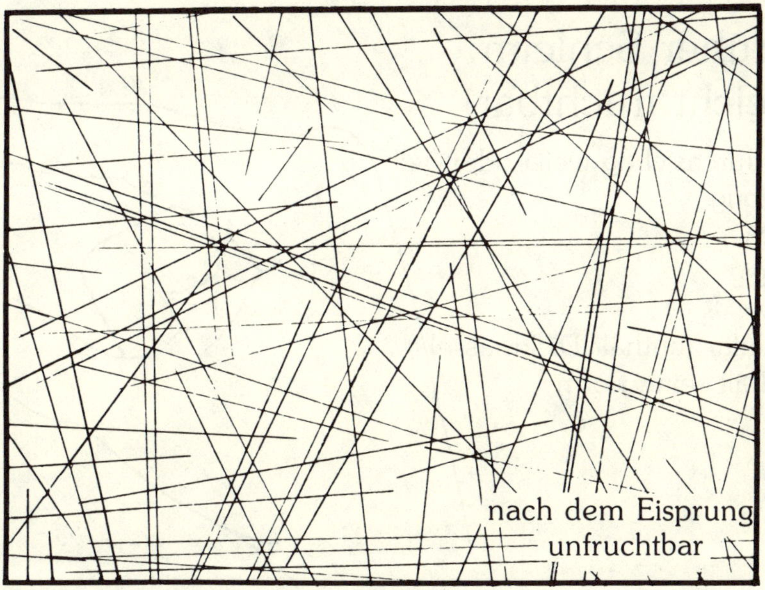

ES GIBT GRUNDSÄTZLIC
Überhaupt kein

Trocken:

Etwas feucht innen, aber trocken auf der Außenseite der Vagina (Scheide).

Absolut keine feuchte oder befleckte Unterwäsche.

Kein Gefühl von Feuchtigkeit, Schlüpfrigkeit, Schmieren oder Ausfluß.

Ein Gefühl von Trockenheit.

Früher Schleim:
(leicht fruchtbar)

undurchsichtig weiß oder gelb
klebrig
dick
teigig
zäh
zellulär (enthält Dickmasse)
behält seine Form

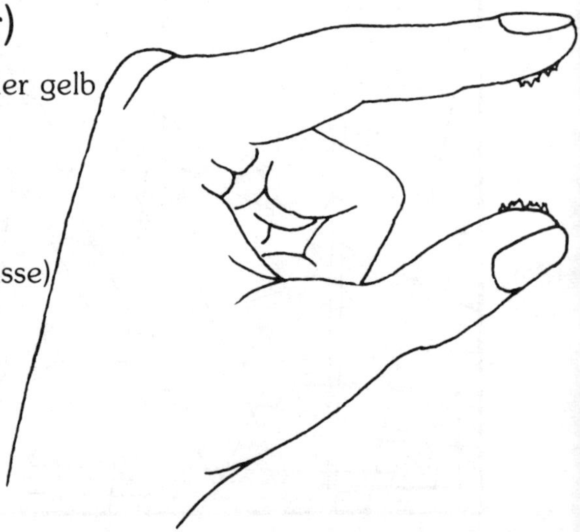

WEI ARTEN VON SCHLEIM:
nd fruchtbaren

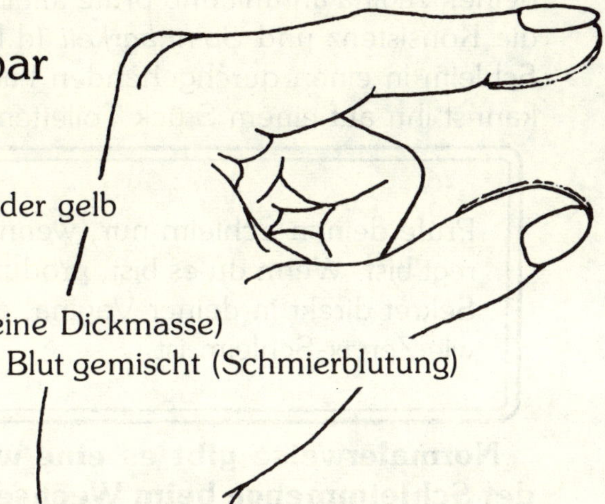

Feucht: Fruchtbar

dünn und wäßrig
nimmt zu
durchscheinend weiß oder gelb
milchig (dünn, wäßrig)
trüb
nicht zellulär (enthält keine Dickmasse)
rot, rosa oder braun mit Blut gemischt (Schmierblutung)
flüssig
fließend

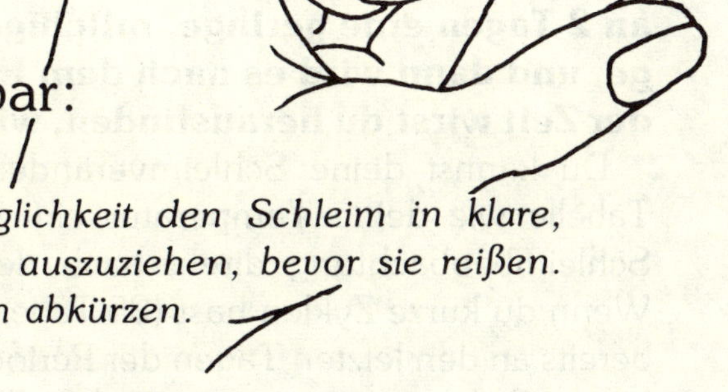

Extrem Fruchtbar:

sehr viel
Spinnbarkeit: *Die Möglichkeit den Schleim in klare, glänzende feine Fäden auszuziehen, bevor sie reißen. Du kannst es mit Spinn abkürzen.*

Um den Eisprung (und einige Tage davor) vorherzusagen, mußt du **als Ergänzung zur Temperaturkurve und "frühe Tage" - Formel** mehrmals täglich deinen Schleim untersuchen. Du spürst diesen Schleim schon an der *Scheidenöffnung*, so daß du nicht tiefer hineinzufühlen brauchst. Untersuche ihn eine Weile nachdem du aufgestanden bist, aber bevor du badest oder duscht. Auch vor dem Urinieren ist es gut, ihn zu kontrollieren. Bestimme, wie er aussieht, wie er sich in deiner Vagina anfühlt und prüfe mit Daumen und Zeigefinger die Konsistenz und *Spinnbarkeit* (d.h. die Möglichkeit, den Schleim in einen durchgehenden Faden zu ziehen; oder du kannst ihn auf einem Stück Toilettenpapier untersuchen).

> Prüfe deinen Schleim nur, wenn du nicht sexuell erregt bist. Wenn du es bist, produzierst du nämlich ein Sekret direkt in deiner Vagina, das nicht das gleiche wie Zervix-Schleim ist.

Normalerweise gibt es eine wesentliche Zunahme der Schleimmenge beim Wechsel von trockenen über frühen zu fruchtbaren und zu extrem fruchtbaren Tagen, aber verlaß dich nicht darauf! Qualität ist wichtiger als Quantität. Manche Frauen beobachten an sich nie extrem fruchtbaren Schleim. Wenn dein Schleim spinnbar wird, befindest du dich wahrscheinlich am Tag vor dem Eisprung oder am Tag des Eisprunges selber. Manche Frauen haben über 4 bis 5 Tage hinweg ansteigende Schleimmengen, die in klarer, schlüpfriger Spinnbarkeit enden. Andere haben nur an 2 Tagen eine geringe, milchige Feuchtigkeitsmenge, und dann wird es nach dem Eisprung trocken. Mit der Zeit wirst du herausfinden, wie es bei dir aussieht.

Du kannst deine Schleimveränderungen auf die gleiche Tabelle wie deine Temperatur eintragen. Beginne mit der Schleimbeobachtung direkt nach dem Ende der Periode. Wenn du kurze Zyklen hast (25 Tage oder weniger) mußt du bereits an den letzten Tagen der Periode anfangen zu kontrollieren. Es kommt nur wenig und trockener, nicht schlüpfriger Schleim heraus, es sei denn, daß *auch fruchtbarer Schleim* dabei ist.

Deshalb bestimme zuerst deine “frühen, sicheren Tage” mit der Kalender - Methode K-21, danach vergleiche diese vermutlich sichere Zeit mit deiner Schleimuntersuchung. Wenn du während der “sicheren Zeit” auch nur die geringste Feuchtigkeit spürst, warnt dich dein Schleim unter Umständen vor einem unerwartet frühen Eisprung. Dann mußt du annehmen, daß die fruchtbare Phase begonnen hat und ihr aufpassen müßt.

Normalerweise sind die ersten paar Tage nach der Periode

— erkennbar trocken —

1	2	3	4	5	6	7	8	9	10	11	12	13
Periode	Periode	Periode	Periode	Periode	trocken	trocken	trocken					

Diese trockene Zeit ist nicht fruchtbar, es sei denn, sie wird nach der Formel K-21 als fruchtbar angesehen.

Während der trockenen Tage ist es ratsam, sich nur nachts zu lieben, wenn du während des ganzen Tages den Schleim beobachtet hast. Außerdem nur *jede zweite trockene Nacht*, weil du am nächsten Tag nach einer solchen Nacht wahrscheinlich etwas glatten, dünnen Ausfluß hast, und es dir so nicht möglich ist, die richtige Schleimbeschaffenheit herauszufinden. Später, wenn du mehr Erfahrung hast, könnt ihr darauf verzichten jedesmal eine Nacht auszulassen, jedoch nur, *wenn du immer alle Samenflüssigkeit bis Mittag verloren hast und es für den Rest des Tages in dir trocken ist.*

Sobald der Schleim eingesetzt hat, wird es wahrscheinlich der dicke, klebrige, “frühe” Typ sein. Dieser Schleim ist nicht annähernd so fruchtbar wie der feuchte Schleim oder Spinn, aber er könnte einige offene Kanäle zum Gebärmutterhals haben (wo die Spermien genährt und geschützt werden können) und muß deshalb als potentiell fruchtbar betrachtet werden.

Als nächstes beobachtest du

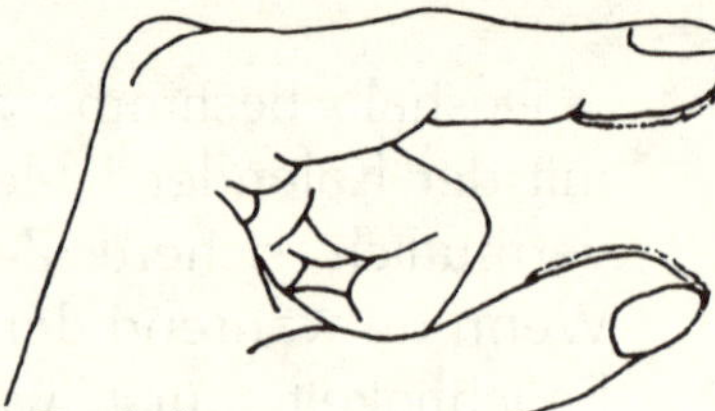

— feuchten, fruchtbaren Schleim —

1	2	3	4	5	6	7	8	9	10	11	12	13	14	15	16	17	18	19
Periode	Periode	Periode	Periode	Periode	trocken	trocken	trocken	klebrig	klebrig	kremig	milchig	milchig	klar, feucht	spinnbar				

der normalerweise in extrem fruchtbaren und spinnbaren Schleim übergeht. (Manchmal ist dies nur eine feuchte Empfindung an der äußeren Vagina - Öffnung.)

Fruchtbarer Schleim kündigt den bevorstehenden Eisprung an und wird vorwiegend feucht sein. Er kann milchig weiß, durchscheinend gelb oder klar sein. Er kann außerdem leicht rosa oder braun gefärbt sein, da manchmal eine Zwischenblutung während des Eisprungs auftritt. *Die Beschaffenheit und Farbe verändert sich, während sich der fruchtbare Schleim zum Eisprung hin aufbaut. Das dauert gewöhnlich 1-6 Tage.*

Wählt andere Formen der Liebe, wenn *irgendeine* Art von "fruchtbarem" Schleim auftritt, da die *weiche, kremige Art* sehr schnell in die feuchte, wässrige Form übergehen kann.

Warte nicht, bis du den Schleim *sehen* kannst. Falls du irgendetwas Feuchtes kommen oder herausfließen *fühlst*, ist es nicht mehr wichtig, ob du es sehen oder prüfen kannst. Qualität ist wichtiger als Quantität.

Der letzte Tag dieses "fruchtbaren" (manchmal extrem fruchtbaren) Schleims ist der fruchtbarste Tag des Zyklus und ist gewöhnlich entweder der Eisprungstermin oder der Tag davor. Der Tag vor dem Eisprung ist besonders fruchtbar, da sich dann nach dem Geschlechtsverkehr die Spermien bereits in der Gebärmutter befinden und darauf warten, daß das Ei aus seinem Bläschen platzt.

Jeder Schleim bedeutet, daß der Eisprung bevorsteht.

Fruchtbarer Schleim ist auch dadurch gekennzeichnet, daß er nach dem Trocknen auf einem Glasplättchen eine Farn-Struktur bildet. Wenn du ein Mikroskop hast, kannst du es dir ansehen. Diese Farnstruktur wird durch einen höheren Salzgehalt während des Höhepunktes der Schleimproduktion hervorgerufen.

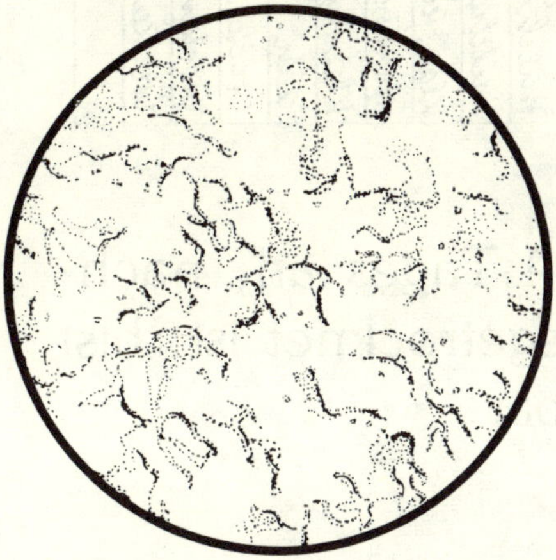

"früher"

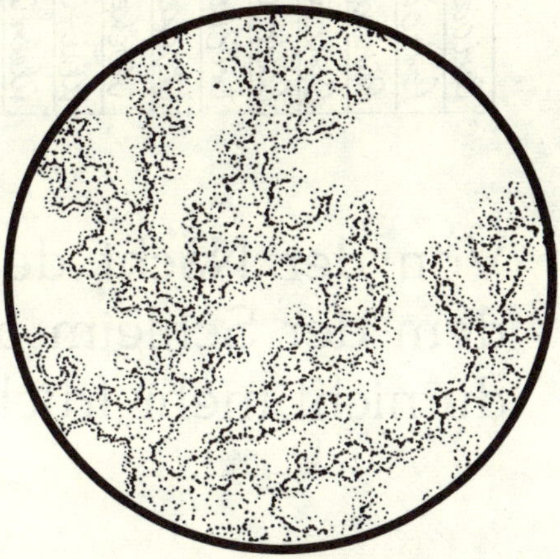

fruchtbar

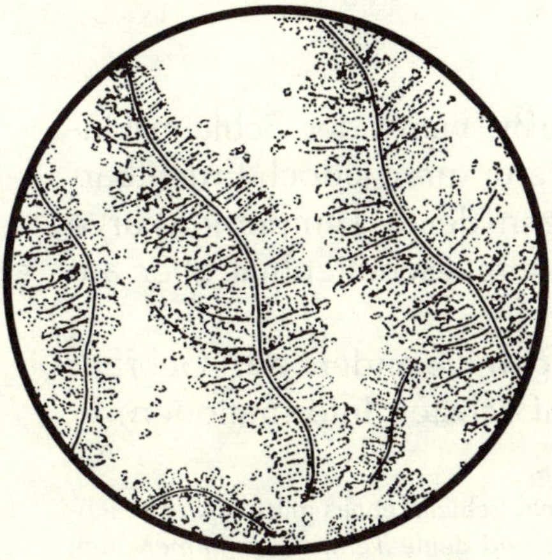

sehr fruchtbar

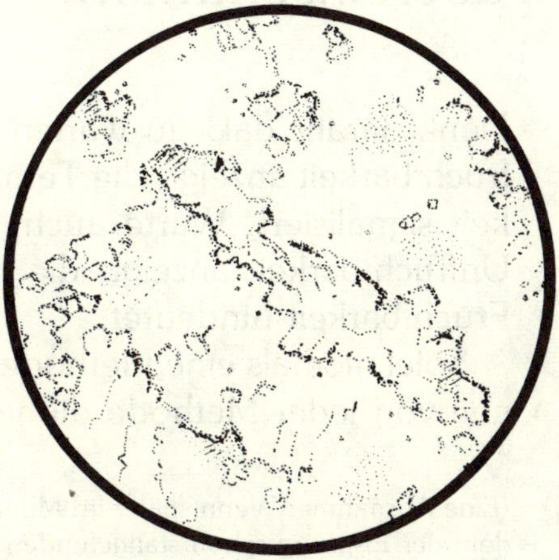

nach dem Eisprung, unfruchtbar

Der fruchtbare Schleim verwandelt sich wieder zur trockenen und klebrigen Art hin.

1	2	3	4	5	6	7	8	9	10	11	12	13	14	15	16	17	18	19	20	21
Periode	Periode	Periode	Periode	Periode	trocken	trocken	trocken	klebrig	klebrig	kremig	milchig	milchig	klar, feucht	spinnbar	klebrig	zäh	trocken	trocken	trocken	

Von der Nacht des 4. Tages an, nachdem der Schleim ausgetrocknet ist, bist du nicht mehr fruchtbar.

(Dies sollte mit dem 3. Tag höherer Temperatur auf deiner Temperaturkurve übereinstimmen.)

Denk daran, daß du warten mußt, wenn der Schleim Unfruchtbarkeit anzeigt, die Temperaturkurve jedoch Fruchtbarkeit signalisiert. Warte auch, wenn deine Temperaturkurve Unfruchtbarkeit anzeigt, die Schleimbeschaffenheit aber auf Fruchtbarkeit hindeutet.

Spiel niemals eine Methode gegen die andere aus! Gebrauche von jeder Methode die verläßlichsten Informationen.

(Eine Ausnahme: Wenn später im Monat dein Schleim etwas milchig wird, nachdem der Eisprung schon stattgefunden hat, *und deine Temperatur immer noch höher liegt,* ist es in Ordnung — bist du nicht fruchtbar.)

Wenn du lange Zyklen und deshalb eine lange Vor-Eisprungs-Phase hast, kannst du etwas Schleim spüren, bevor sich der wahre Vor-Eisprungs-Schleim aufbaut. Wenn du schon früher Schleim fühlst, bevor du ihn zum Eisprung erwartet hast, enthaltet euch, solange er andauert. Ihr müßt dann solange warten, bis du dich 4 Tage trocken gefühlt hast. Danach könnt ihr euch wieder jede zweite trockene Nacht lieben, bis deine Rhythmus-Formel K-21 dir sagt, daß ihr aufhören müßt.

Nachdem dein Temperatursprung und Schleim beide angezeigt haben, daß dein Eisprung vor 2 Tagen stattgefunden hat, könnt ihr wieder miteinander schlafen; jeden Tag hintereinander bis zum Ende des Zyklus.

Jeder Schleim, den du von nun an hast, ist nicht fruchtbar. **Nachdem der Eisprung sowohl durch den Temperatursprung als auch durch fruchtbaren Schleim angezeigt wurde und die Temperatur hoch bleibt,** bist du unfruchtbar, selbst wenn du ein wenig klebrigen oder trüben Schleim später im Zyklus spürst. Auch kommt es sehr häufig vor, daß die Temperatur einige Tage vor deiner nächsten Periode fällt und du etwas "feuchten" Schleim hast. Das bedeutet nicht, daß du fruchtbar bist, sondern nur, daß die Periode kommt. Dies wird von hormonellen Veränderungen verursacht.

Zur besonderen Erinnerung: An den Tagen, an denen ihr euch enthalten sollt, dürft ihr keinen Coitus Interruptus machen. Durch einen Samentropfen auf der Außenseite deiner Vagina kannst du schon schwanger werden. Dein Partner kann auch, ohne es zu bemerken, einen Samentropfen verlieren.

Zur besonderen Erinnerung 2: Wenn du eine Hefeinfektion hast — Jucken oder Brennen oder jegliche andere Scheideninfektion, schlaft bis zum endgültigen Ausheilen nicht miteinander. Geschlechtsverkehr verschlimmert es nur und vor allen Dingen: Eine genaue Schleimbestimmung ist dadurch unmöglich. (Siehe Seite 113 über Pilzheilmittel)

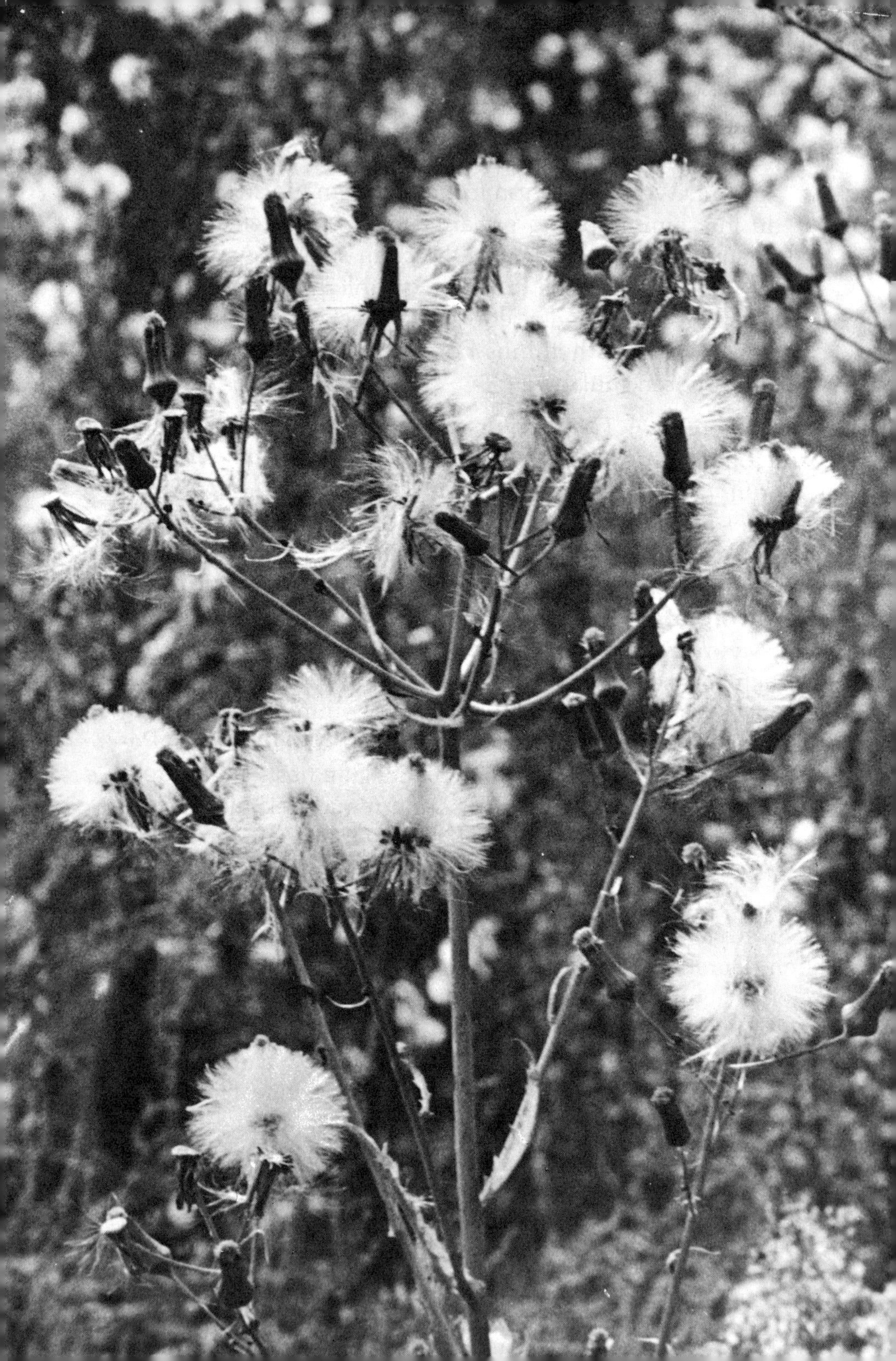

Basaltemperatur

Die zyklischen Veränderungen der Basaltemperatur der Frau bilden die Hauptstütze dieser kombinierten Methode zur natürlichen Geburtenkontrolle. Nach dem Eisprung wird ein Sexualhormon freigegeben, das ein Ansteigen der Basaltemperatur um einige Zehntel Grade über die Temperatur vor dem Eisprung bewirkt.

DIE BESTE ZEIT, MITEINANDER ZU SCHLAFEN UND DABEI EINE SCHWANGERSCHAFT GANZ SICHER ZU VERMEIDEN, IST, WENN IHR GENAU WISST, DASS DER EISPRUNG SCHON STATTGEFUNDEN HAT.

Es ist einfacher festzustellen, wann ein Eisprung *schon stattgefunden hat*, als ihn *vorherzusagen*. Das Hauptmerkmal für einen schon stattgefundenen Eisprung ist:

DEINE BASALTEMPERATUR WIRD NACH DEM EISPRUNG DEUTLICH ANSTEIGEN.

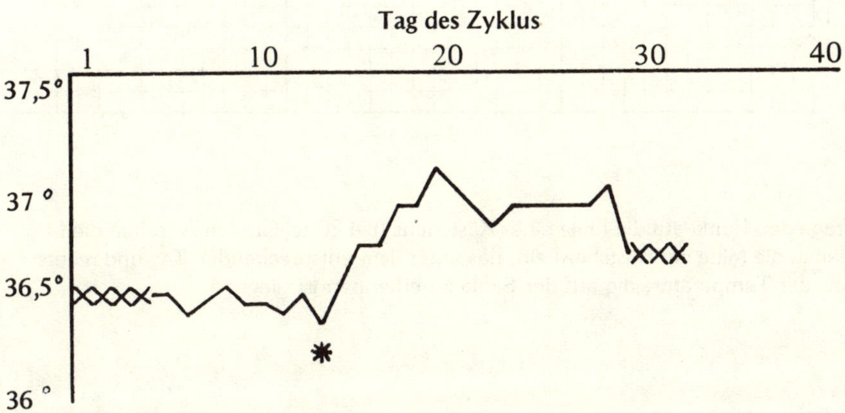

DEINE BASALTEMPERATUR IST DEINE KÖRPERTEMPERATUR BEI VÖLLIGER RUHE.

Du mißt deine Temperatur jeden Morgen, trägst sie in eine Tabelle ein und verbindest die Punkte zu einer Linie. Dabei kommt eine Kurve heraus, die am Anfang des Zyklus niedrig liegt und die während oder direkt nach dem Eisprung ansteigt.

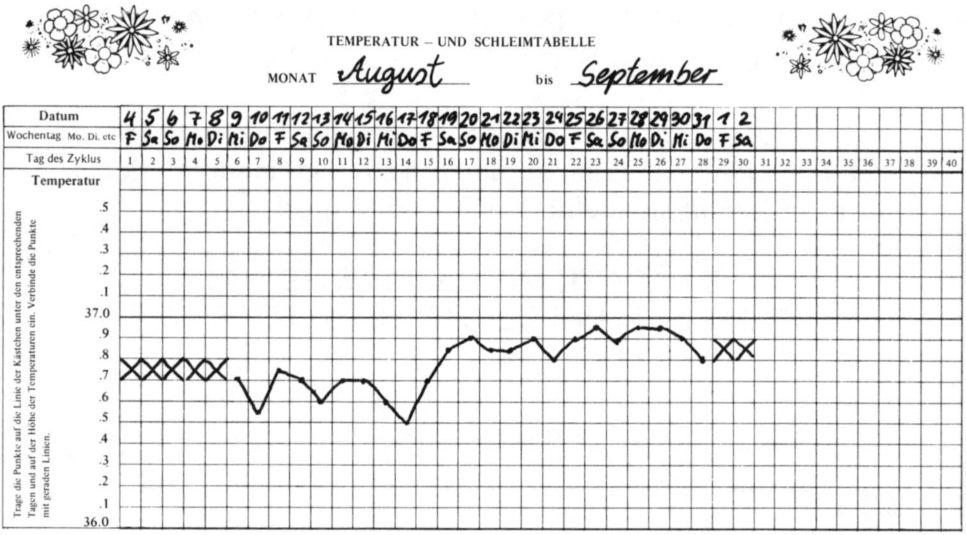

Trage den Punkt auf die Linie eines Kästchens (bei 20-tel Graden zwischen die Linien in die Mitte der Kästchen) ein, das unter dem entsprechenden Tag und rechts von der Temperatur, die auf der Skala zu erkennen ist, liegt.

Du kannst deine Basaltemperatur mit einem besonderen Thermometer, dem sogenannten Basalthermometer messen. Ein Basalthermometer unterscheidet sich von einem normalen Thermometer dadurch, daß die Temperaturskala nur von 36,3°C bis 37,5°C geht und Striche für 20tel Gradeinheiten hat.

Ein normales Fieber-Thermometer hat eine Skala von 34,5°C bis 42°C und einen Strich für jedes 10tel Grad.

Ein Basalthermometer kann von Vorteil sein, wenn du Schwierigkeiten beim Ablesen der kleinen Skala auf dem normalen Thermometer hast. Aber die Anschaffung eines Basalthermometers (Kostenpunkt ca. 20-30 DM) ist nicht notwendig, wenn du auf dem normalen Thermometer (ca. 7 *DM)* genau ablesen kannst.

Achte bei beiden Thermometern darauf, daß du genau abliest. Wenn beim einfachen Thermometer der Quecksilberfaden zwischen zwei 10tel Strichen steht, trägst du die Temperatur zwischen den beiden entsprechenden Linien in der Tabelle ein. Genauso machst du es beim Basalthermometer, wenn der Quecksilberfaden auf dem kleinen Strich zwischen 2 Zehntel Grad steht.

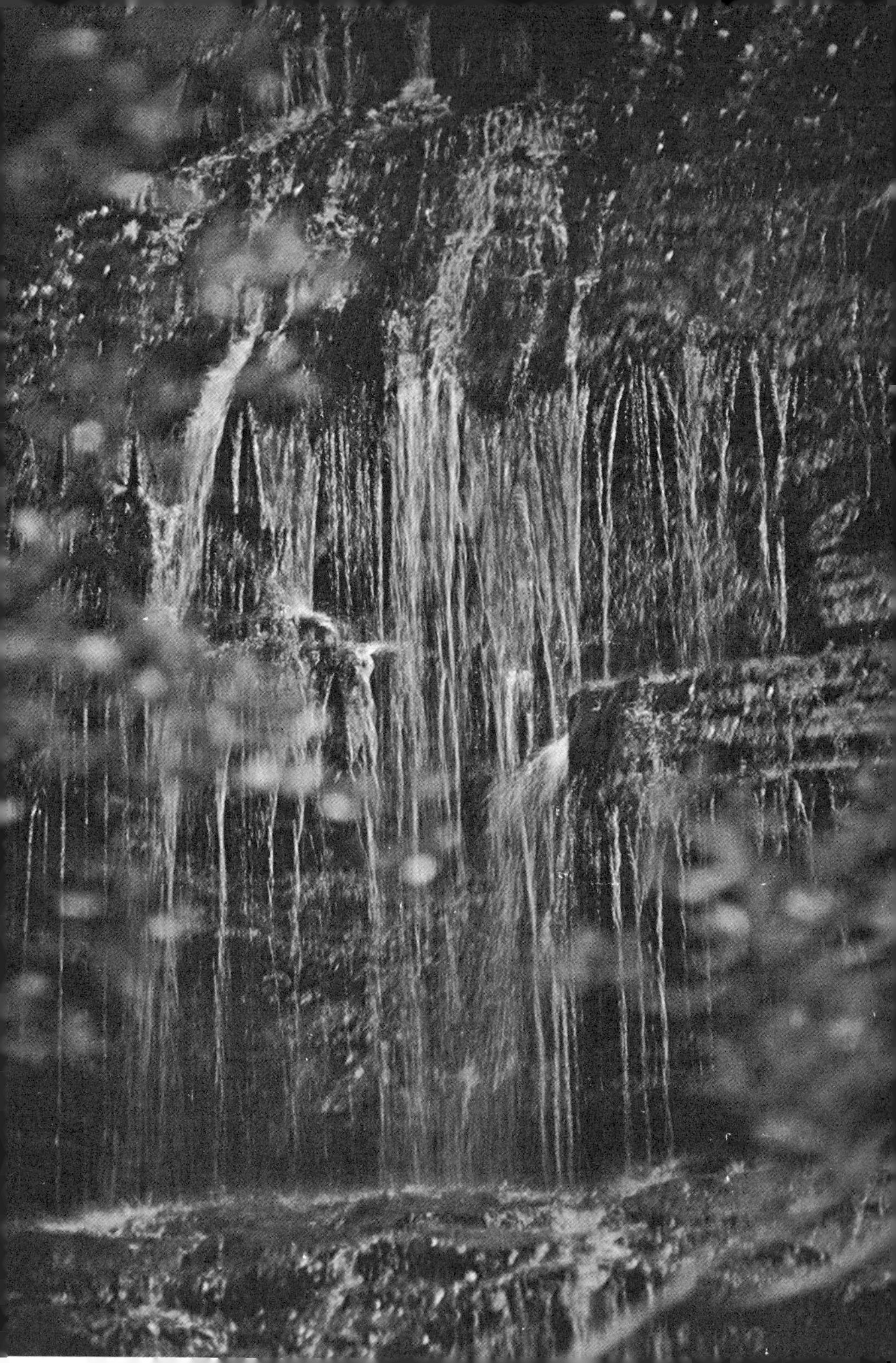

SO WIRD ES GEMACHT

Du mußt deine Temperatur jeden Morgen messen, nachdem du mindestens drei Stunden geschlafen hast, und zwar vor dem Aufstehen, vorm Essen, Trinken oder Urinieren. (Schlage das Thermometer am Abend vorher oder direkt nach dem Messen hinunter.) Am besten mißt du die Temperatur rektal oder vaginal, da es genauer ist als im Mund, und auf Genauigkeit kommt es ja an. Miß niemals eine Hälfte des Monats oral und die andere Hälfte rektal oder vaginal, weil zwischen beiden ein Unterschied von ungefähr einem halben Grad besteht. Das würde deine Tabelle durcheinanderbringen. Wasch das Thermometer nie heiß ab, sondern wisch es mit einem Tuch ab.

Die genaue Aufzeichnung und Kartenführung ist ein wichtiger Aspekt dieser Methode. Trage deine Temperatur in eine Tabelle ein, um eine Kurve zu erhalten, die du verfolgen kannst. Es genügt nicht, die Temperatur nur auf einem Kalender zu notieren, weil du dann keinen Überblick hast, was passiert. Trage die Schleimbeschaffenheit in dieselbe Tabelle ein. Du wirst froh sein, wenn du die Tabellen mehrerer Monate vergleichen kannst und feststellst, wie Schleimart und Temperatur zusammenhängen. Sei sorgfältig mit den Tabellen. Halte sie ordentlich und übersichtlich. Das Ganze ist wie ein Studium deiner selbst. Du lernst deinen Körper sehr gründlich kennen und solltest dich damit genauso eingehend auseinandersetzen wie mit einer wissenschaftlichen Übung.

Du wirst eine relativ niedrige Temperatur zwischen deiner Periode und dem Eisprung haben. Der Eisprung ruft einen Temperaturanstieg von ungefähr 3/10 eines Grades oder 3 Kästchen auf der Kurve hervor. Dieser Anstieg kann innerhalb eines Tages stattfinden oder sich treppenartig über mehrere Tage hinwegziehen.

Der Eisprung fand entweder genau vor dem Temperaturanstieg statt (manchmal wird dies durch ein geringes Absinken der Temperatur angezeigt), oder irgendwann innerhalb der Zeitspanne, in der die Temperatur von unten nach oben kletterte.

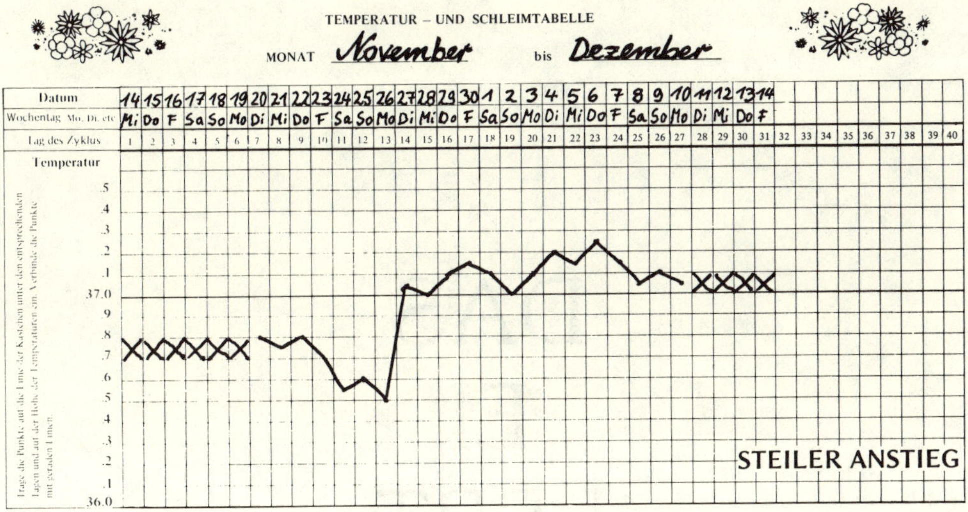
TEMPERATUR – UND SCHLEIMTABELLE
MONAT November bis Dezember
Datum
14 15 16 17 18 19 20 21 22 23 24 25 26 27 28 29 30 1 2 3 4 5 6 7 8 9 10 11 12 13 14
Wochentag Mo. Di. etc
Mi Do F Sa So Mo Di Mi Do F Sa So Mo Di Mi Do F Sa So Mo Di Mi Do F Sa So Mo Di Mi Do F
Tag des Zyklus
1 2 3 4 5 6 7 8 9 10 11 12 13 14 15 16 17 18 19 20 21 22 23 24 25 26 27 28 29 30 31 32 33 34 35 36 37 38 39 40
Temperatur
.5
.4
.3
.2
.1
37.0
.9
.8
.7
.6
.5
.4
.3
.2
.1
36.0
Trage die Punkte auf die Linie der Kästchen unter den entsprechenden Tagen und auf der Höhe der Temperaturen ein. Verbinde die Punkte mit geraden Linien.
STEILER ANSTIEG

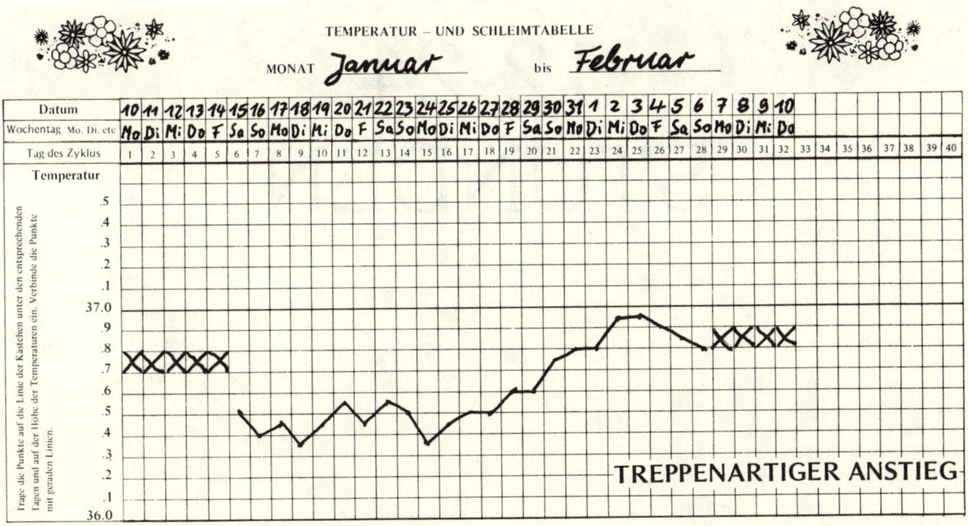
TEMPERATUR – UND SCHLEIMTABELLE
MONAT Januar bis Februar
Datum
10 11 12 13 14 15 16 17 18 19 20 21 22 23 24 25 26 27 28 29 30 31 1 2 3 4 5 6 7 8 9 10
Wochentag Mo. Di. etc
Mo Di Mi Do F Sa So Mo Di Mi Do F Sa So Mo Di Mi Do F Sa So Mo Di Mi Do F Sa So Mo Di Mi Do
Tag des Zyklus
1 2 3 4 5 6 7 8 9 10 11 12 13 14 15 16 17 18 19 20 21 22 23 24 25 26 27 28 29 30 31 32 33 34 35 36 37 38 39 40
Temperatur
.5
.4
.3
.2
.1
37.0
.9
.8
.7
.6
.5
.4
.3
.2
.1
36.0
Trage die Punkte auf die Linie der Kästchen unter den entsprechenden Tagen und auf der Höhe der Temperaturen ein. Verbinde die Punkte mit geraden Linien.
TREPPENARTIGER ANSTIEG

DAS EI LEBT NUR 12-24 STUNDEN

Um eine Schwangerschaft zu verhüten, solltet ihr euch deshalb solange enthalten, bis die Temperatur hoch geblieben ist für:

zwei volle Tage

(Du mußt drei hohe Temperaturen gemessen haben, um zwei volle Tage zu zählen.)

Manchmal ist es sehr schwer festzustellen, wann die Temperatur wirklich ansteigt. Das kann ganz plötzlich passieren oder sich über ein paar Tage hinziehen. Erst danach kannst du sehen, ob die Temperatur anhaltend oben geblieben ist.

Auf der nächsten Seite findest du eine wichtige Regel, wie du ermitteln kannst, wann der Anstieg von niedrig zu hoch stattfindet.

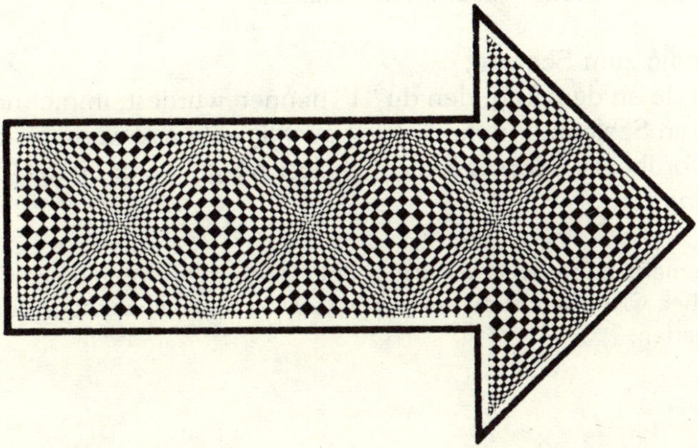

Enthaltet euch solange, bis du **dreimal hintereinander** *Temperaturen gemessen hast, die alle um mindestens 0,2°C höher liegen, als die Temperaturen der sechs Tage vor dem Anstieg.*

Du kannst eine ganz hohe unter den sechs Temperaturen vor dem Anstieg streichen. (Falls mehr als eine Temperatur auf dieser Höhe sind, streiche sie nicht.)

Mit anderen Worten: Wenn du anfängst, 1, 2, 3 zu zählen, muß der Tag, den du 1 nennst, 0,2°C höher sein, als die sechs Tage, die vor dem Anstieg lagen (oder fünf von den sechs Tagen). Weiterhin muß die Temperatur für die Tage, die du 2 und 3 nennst, oben bleiben. Ihr könnt vom dritten Tag an wieder zusammen schlafen. *

Anmerkung zum Schleim:

Wenn du an dem Tag, den du "1" nennen würdest, immer noch etwas spinnbaren Schleim und maximale Feuchtigkeit hast, warte bis die Spinnbarkeit vorüber ist oder die Feuchtigkeit sich legt, bevor du mit "1" zu zählen anfängst.

* Für die meisten Frauen ist der ganze dritte Tag sicher. Wenn du aber ganz,ganz sicher gehen willst, kannst du noch weitere zwölf Stunden anhängen und bis zum Abend warten.

TEMPERATUR – UND SCHLEIMTABELLE

MONAT *März* bis *April*

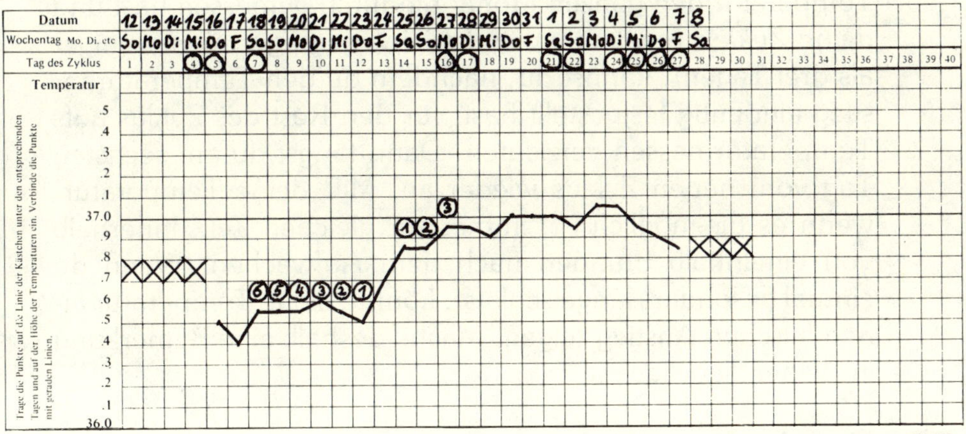

Zahl der Tage in diesem Zyklus: 27

kürzester früherer Zyklus: 27

TEMPERATUR – UND SCHLEIMTABELLE

MONAT *Mai* bis *Juni*

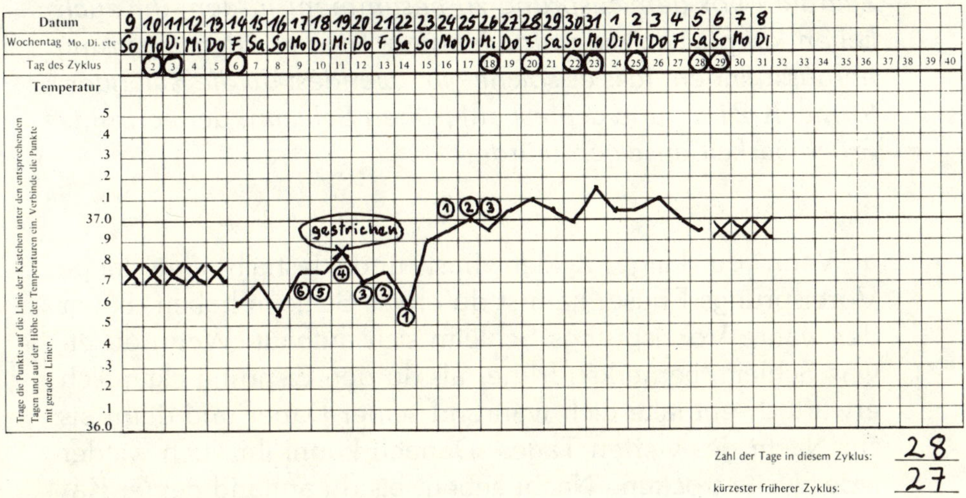

Zahl der Tage in diesem Zyklus: 28

kürzester früherer Zyklus: 27

Du fängst am sechsten Tag deines Zyklus an, deine Temperatur zu messen, wenn du Zyklen hast, die länger sind als 25 Tage. Wenn sie kürzer sind, mußt du vom ersten Tag deiner Periode an messen. Wenn du einige Monate lang deine Temperatur den ganzen Monat hindurch gemessen hast und *deine Zyklen regelmäßig sind* (Schwankungen von weniger als drei Tagen), kannst du, nachdem du den Temperaturanstieg eindeutig festgestellt hast, für den Rest des Zyklus aufs Temperaturmessen verzichten. Dann fängst du am sechsten Tag vom neuen Zyklus wieder an. Miß deine Temperatur, wenn es dir möglich ist, immer zur gleichen Zeit, innerhalb von eineinhalb Stunden nach dem Aufwachen. Wenn du einmal besonders lange schläfst, könnte deine Temperatur einen falschen Anstieg zeigen. Mache deshalb eine Bemerkung in deiner Tabelle.

Denk daran:

Die Temperatur sagt nichts darüber aus, wann der Eisprung kommt. Sie sagt dir nur, wann er schon stattgefunden hat. *Es ist etwas schwieriger, den sicheren Zeitraum vor dem Eisprung zu bestimmen, in dem ihr euch lieben könnt. Um die unfruchtbaren Tage vor dem Eisprung herauszufinden, falls es solche gibt, wendest du die Kalenderformel K-21 an und achtest auf frühen Schleim, der verfrühte Fruchtbarkeit anzeigen würde.*

Wenn du lange Zyklen hast und deshalb eine lange Voreisprungs-Phase, kannst du etwas Schleim haben, bevor der wahre Voreisprungs-Schleim sich aufbaut. Wenn du etwas Schleim bemerkst, früher als du den Eisprung eigentlich erwartest, enthalte dich während seiner Dauer und dann bis zur Nacht des vierten Tages. Danach könnt ihr euch wieder jede zweite trockene Nacht lieben, bis du anhand deiner Kalenderformel K-21 feststellst, daß ihr aufhören müßt.

Über Fieber

Sehr, sehr wichtig

Wenn du Fieber hast, gibt dir das *falsche, hohe Temperaturen* an. Sieh diesen falschen, hohen Temperaturstand nicht als einen Beweis dafür an, daß der Eisprung schon stattgefunden hat. Das könnte zu einer Schwangerschaft führen. Ein Erkältungs- oder Grippevirus hat keine Schwierigkeiten, deine Temperatur um ein oder zwei Zehntel eines Grades nach oben zu bringen. Das braucht von dir nicht unbedingt als Fieber bemerkt zu werden, wäre aber genug, um eine *falsche* hohe Temperatur auf deiner Tabelle anzuzeigen. Wenn du krank bist, vermerke das in deiner Tabelle und verlaß dich nicht auf hohe Temperaturen. Enthaltet euch solange, bis du sicher bist, daß die Temperatur drei Tage lang normal war. Danach werte die Karte sorgfältig aus. Wenn du irgendwelche Zweifel hast, warte etwas länger.

Denk auch daran, daß jede Krankheit in diesem oder im nächsten Zyklus einen verfrühten oder verspäteten Eisprung hervorrufen kann. Sei deshalb sehr vorsichtig!

Zur besonderen Erinnerung: An den Tagen, an denen ihr euch enthalten sollt, dürft ihr keinen Coitus Interruptus haben. Durch einen Samentropfen auf der Außenseite deiner Vagina kannst du schon schwanger werden. Dein Partner kann, auch ohne es zu merken, einen Samentropfen verlieren. Seid einfallsreich, es gibt noch andere Möglichkeiten.

WENN DIE PERIODE AUSBLEIBT — Falls deine Periode einmal ausbleibt, bedeutet das nicht unbedingt, daß du schwanger bist. Ab und zu bleibt bei Frauen mal eine Periode aus. Kritischer ist es, wenn du schon zweimal deine Periode nicht bekommen hast. Wenn du befürchtest, schwanger zu sein und aufhörst, die Temperatur-, Kalender- und Schleimmethode anzuwenden, kann es passieren, daß du gar nicht schwanger warst, es aber bald bist. Dies könnte dazu führen, daß du den Geburtstermin falsch bestimmst. Wenn also deine Periode nicht ungefähr zwei Wochen nach dem Eisprung einsetzt, miß weiterhin Temperatur und untersuche deinen Schleim. Falls die Temperatur auch bis in den nächsten Zyklus hinein oben bleibt, bist du wahrscheinlich schwanger. Wenn sie sprunghaft ist, bist du es vielleicht nicht. Haltet euch dann wieder an die strenge Schleimregel, nur jede zweite Nacht nach einem *trockenen* Tag miteinander zu schlafen, bis du deine Periode bekommst (oder auch nicht).

EINE BEMERKUNG FÜR MÄNNER

Diese Methode der natürlichen Geburtenkontrolle wird "kooperativ" genannt, weil sie, um wirksam zu sein, Liebe und Zusammenarbeit verlangt. Du und deine Partnerin übernehmt die Verantwortung für eure gemeinsame Fruchtbarkeit. Während einiger Zeit ihres monatlichen Zyklus wirst du dich enthalten müssen, um kein Baby zu zeugen. Dies ist eine Gelegenheit für dich, nicht nur durch Worte deine Liebe zu deiner Partnerin auszudrücken. Zeig ihr, daß du sie ganz und gar liebst, ohne Rücksicht darauf, ob du sie körperlich lieben kannst oder nicht. Du kannst ihr helfen, die Tabellen zu führen und auszuwerten, oder du kannst es ganz ihr überlassen und ihr vertrauen, daß sie dir sagt, was los ist. Übe überhaupt keinen Druck auf sie aus. Versichere ihr, daß du voll und ganz damit einverstanden bist, wenn es zu einer unsicheren Zeit nicht geht. Denk daran, daß dies der sicherste Weg ist, eure gemeinsame Fruchtbarkeit zu regeln. Diese Methode dankbar anzuwenden ist ein Ausdruck von Liebe und wird eure Beziehung reifer machen.

BEISPIELTABELLEN

Hier sind einige Tabellen als Beispiele, um die verschiedenen Zyklusarten kennenzulernen. Vergleiche die Kurven und Eintragungen in der Tabelle mit den Erklärungen auf der gegenüberliegenden Seite.

Diese Frau hatte am 14. Tag ihren Eisprung. Die erste höhere Temperatur war nicht hoch genug, um sie als "Nummer 1" zu bezeichnen. Am nächsten Tag stieg sie weiter an und war nun hoch genug, um "1" genannt zu werden (mindestens 0,2°C höher als sechs Messungen vor dem Temperaturanstieg). Ab dem dritten Tag, an dem sie eine höhere Temperatur gemessen hatte, war sie für den Rest des Zyklus unfruchtbar.

TEMPERATUR – UND SCHLEIMTABELLE

MONAT April bis Mai

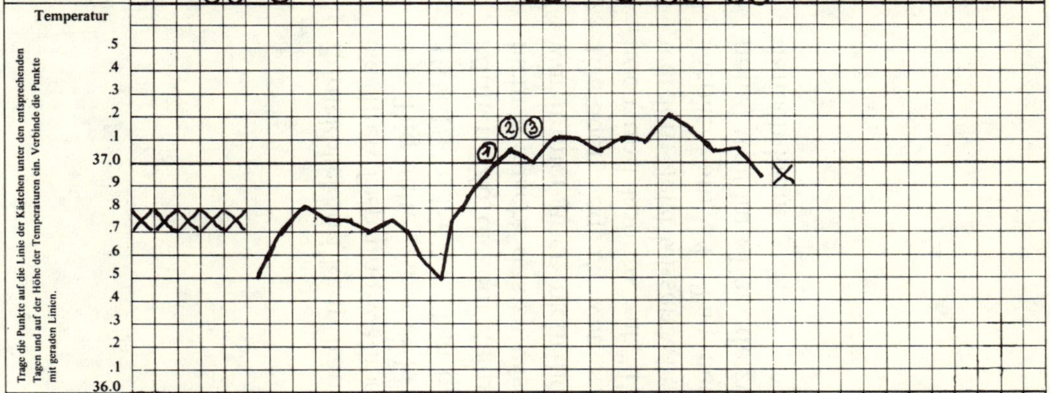

Tag des Zyklus	Datum	Wochentag (Mo. Di. etc)	Eisprung (Schmerz/Drücken)	Schleim (Gebrauche einige umschreibende Worte wie: kremig feucht, weiß, klar, klebrig, schlüpfrig, spinnbar, milchig, spärlich, trüb, massig, rosa, steif, durchsichtig)	Bemerkungen (Irgendwelche bemerkbaren Zustände: Fieber, Krankheit, Reise Streß, Schlafmangel, emotional, usw.)
1	16	Sa		Periode	
2	17	So		Periode	
3	18	Mo		Periode	
4	19	Di		Periode	
5	20	Mi		Periode	
6	21	Do		trocken	
7	22	F		trocken	
8	23	Sa		trocken	
9	24	So		zäh, weiß	
10	25	Mo		klebrig	
11	26	Di		kremig	
12	27	Mi		milchig, mehr	
13	28	Do		spinnbar, klar	
14	29	F		feucht, klar	
15	30	Sa		klebrig + weniger	
16	1	So		klebrig, gelb	
17	2	Mo		trocken.	
18	3	Di		trocken	
19	4	Mi		zäh	
20	5	Do		trocken	
21	6	F		trocken	
22	7	Sa		trocken	
23	8	So		trocken	
24	9	Mo		zäh	
25	10	Di		trocken	
26	11	Mi		klebrig	
27	12	Do		feucht	
28	13	F		feucht, milchig	
29	14	Sa		Periode	
30					
31					
32					
33					
34					
35					
36					
37					
38					
39					
40					

Zahl der Tage in diesem Zyklus: 28

kürzester früherer Zyklus: 28

Zurückblickend kann frau sagen, daß sie ihren Eisprung wahrscheinlich am 14. Tag hatte. Aber er hätte auch am 15., 16. oder 17. Tag gewesen sein können. Zu diesem Zeitpunkt war es nicht möglich, das zu wissen. Tag 18 war immer noch nicht höher als Tag 13, aber Tag 19 war endlich richtig hoch und konnte mit "1" bezeichnet werden. Jetzt wissen wir, daß sie tatsächlich am 14. Tag den Eisprung hatte, weil ihre Periode zwei Wochen danach kam.

TEMPERATUR – UND SCHLEIMTABELLE

MONAT Juni bis Juli

Datum	18	19	20	21	22	23	24	25	26	27	28	29	30	1	2	3	4	5	6	7
Wochentag Mo. Di. etc	Sa	So	Mo	Di	Mi	Do	F	Sa	So	Mo	Di	Mi	Do	F	Sa	So	Mo	Di	Mi	Do
Tag des Zyklus	1	2	3	4	5	6	7	8	9	10	11	12	13	14	15	16	17	18	19	20
Eisprung Schmerz/Drücken														X						
Schleim	Periode	Periode	Periode	Periode	Periode	trocken	trocken	trocken	zäh-kleb. - gelb	zäh-kleb. - weiß	kremig-weiß	milchig	feucht, schlüpfrig	sehr feucht	feucht	spärlich, klebrig	sehr wenig, klebrig	klebrig	trocken	trocken
Bemerkungen															Reise	Reise	Reise			

Datum	8	9	10	11	12	13	14	15	16											
Wochentag Mo. Di. etc	F	Sa	So	Mo	Di	Mi	Do	F	Sa											
Tag des Zyklus	21	22	23	24	25	26	27	28	29	30	31	32	33	34	35	36	37	38	39	40
Eisprung Schmerz/Drücken																				
Schleim	zäh-klebrig	trocken	zäh-klebrig	trocken	feucht	feucht	feucht, schlüpfrig	Periode												
Bemerkungen								Rückenschmerzen												

Temperatur

Trage die Punkte auf die Linie der Kästchen unter den entsprechenden Tagen und auf der Höhe der Temperaturen ein. Verbinde die Punkte mit geraden Linien.

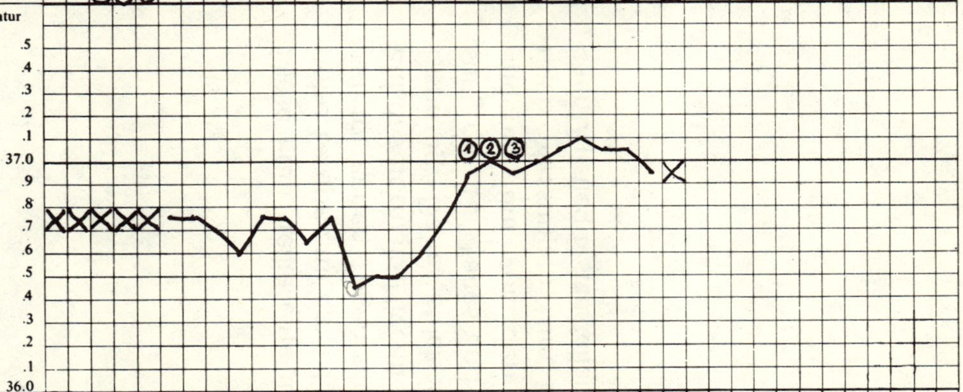

Schleim: Gebrauche einige umschreibende Worte wie: kremig feucht, weiß, klar, klebrig, schlüpfrig, spinnbar, milchig, spärlich, trüb, massig, rosa, steif, durchsichtig

Bemerkungen: Irgendwelche bemerkbaren Zustände: Fieber, Krankheit, Reise Streß, Schlafmangel, emotional, usw.

Zahl der Tage in diesem Zyklus: 27

kürzester früherer Zyklus: 26

Diese Frau stellte eine ungewöhnlich hohe Temperatur am 12. Tag fest. An den folgenden Tagen sank sie wieder auf das normale Niveau wie vor dem Eisprung. Daher strich sie die Messung des 12. Tages und benutzte die anderen fünf von den sechs niedrigen Messungen, um einen deutlichen Anstieg festzustellen.

TEMPERATUR – UND SCHLEIMTABELLE

MONAT März bis April

Temperatur

Trage die Punkte auf die Linie der Kästchen unter den entsprechenden Tagen und auf der Höhe der Temperaturen ein. Verbinde die Punkte mit geraden Linien.

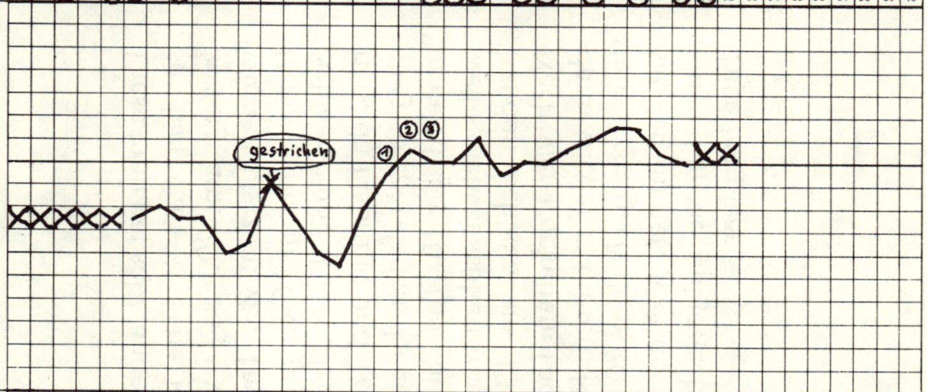

Tag des Zyklus	Datum	Wochentag (Mo. Di. etc)	Eisprung Schmerz/Drücken	Schleim	Bemerkungen
1	8	Mi		Periode	
2	9	Do		Periode	
3 (circled)	10	F		Periode	
4	11	Sa		Periode	
5 (circled)	12	So		Periode	
6 (circled)	13	Mo		trocken	
7	14	Di		trocken	
8 (circled)	15	Mi		trocken	
9	16	Do		zäh, steif	
10	17	F		milchig	
11	18	Sa		milchig	
12	19	So		klar, feucht	bis 9.00 geschlafen
13	20	Mo		klar, feucht	
14	21	Di		spinnbar	
15	22	Mi		weiß, steif	
16	23	Do		weniger, klebrig	
17	24	F		trocken	
18	25	Sa		trocken	
19 (circled)	26	So		zäh, gelb	
20 (circled)	27	Mo		trocken	
21 (circled)	28	Di		trocken	
22	29	Mi		kremig, gelb	
23 (circled)	30	Do		trocken	
24 (circled)	31	F		trocken	
25	1	Sa		trocken	
26 (circled)	2	So		trocken	
27	3	Mo		trocken	
28 (circled)	4	Di		trocken	
29	5	Mi		trocken	
30 (circled)	6	Do		trocken	
31 (circled)	7	F		Periode	
32	8	Sa			
33					
34					
35					
36					
37					
38					
39					
40					

Schleim: Gebrauche einige umschreibende Worte wie: kremig feucht, weiß, klar, klebrig, schlüpfrig, spinnbar, milchig, spärlich, trüb, massig, rosa, steif, durchsichtig

Bemerkungen: Irgendwelche bemerkbaren Zustände: Fieber, Krankheit, Reise Streß, Schlafmangel, emotional, usw.

Zahl der Tage in diesem Zyklus: 30

kürzester früherer Zyklus: 29

Diese Frau hat sehr lange Zyklen. Dieser hier war 42 Tage lang, der Eisprung am 29. Tag. Viele Frauen würden bis zum 29. Tag schon ihre Periode haben. Sie muß nach der Schleim- und Kalendermethode gehen, da Eisprung und Temperaturanstieg so spät liegen. Beachte, daß sie vom 13. bis 16. Tag enthaltsam war, weil sie etwas frühen fruchtbar aussehenden Schleim am 13. Tag hatte. Nach vier trockenen Tagen kann sie dann wieder mit ihrem Partner schlafen. Aber nach dem 20. Tag enthält sie sich immer, weil der kürzeste Zyklus, den sie aufgezeichnet hat, 40 Tage lang war.

TEMPERATUR – UND SCHLEIMTABELLE

MONAT Januar bis März

Temperatur

Trage die Punkte auf die Linie der Kästchen unter den entsprechenden Tagen und auf der Höhe der Temperaturen ein. Verbinde die Punkte mit geraden Linien.

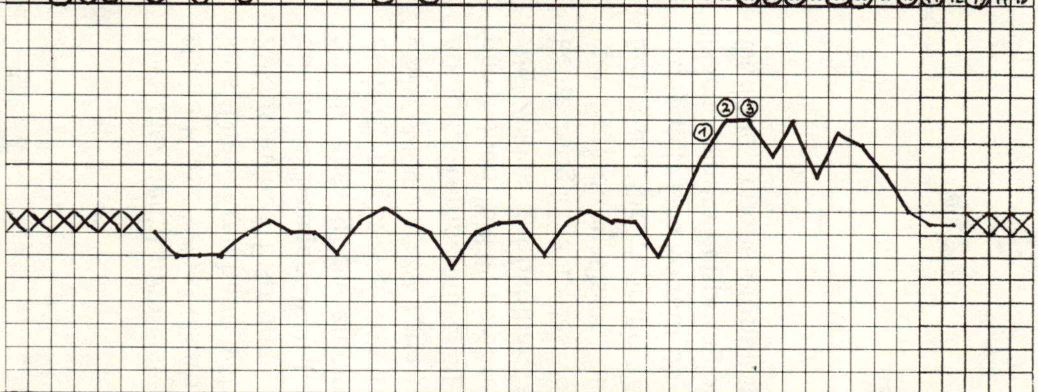

Eisprung: Schmerz/Drücken

Schleim: Gebrauche einige umschreibende Worte wie: kremig feucht, weiß, klar, klebrig, schlüpfrig, spinnbar, milchig, spärlich, trüb, massig, rosa, steif, durchsichtig

Bemerkungen: Irgendwelche bemerkbaren Zustände: Fieber, Krankheit, Reise Streß, Schlafmangel, emotional, usw.

Datum	Wochentag Mo. Di. etc	Tag des Zyklus	Eisprung Schmerz/Drücken	Schleim	Bemerkungen
22	Sa	1		Periode-leicht	
23	So	2		Periode-stark	
24	Mo	3		Periode-klumpig	
25	Di	4		Periode	
26	Mi	5		Periode	
27	Do	6		Periode	
28	F	7		trocken	
29	Sa	8		trocken	
30	So	9		trocken	
31	Mo	10		trocken	
1	Di	11		trocken	
2	Mi	12		trocken	
3	Do	13		milchig	
4	F	14		trocken	
5	Sa	15		trocken	
6	So	16		trocken	
7	Mo	17		trocken	
8	Di	18		trocken	
9	Mi	19		trocken	
10	Do	20		trocken	
11	F	21		trocken	
12	Sa	22		zäh-klebrig	
13	So	23		zäh-steif	
14	Mo	24		kremig, weiß	
15	Di	25		milchig weiß	
16	Mi	26		milchig, durchsi	
17	Do	27		feucht, klar	
18	F	28	X	sehr feucht	
19	Sa	29	X	zäh, spärlich	
20	So	30		trocken	
21	Mo	31		trocken	
22	Di	32		trocken	
23	Mi	33		trocken	
24	Do	34		trocken	
25	F	35		milchig	
26	Sa	36		trocken	
27	So	37		trocken	
28	Mo	38		trocken	
1	Di	39		milchig	
2	Mi	40		feucht, klar	
3	Do	41		feucht	
4	F	42		kremig	
5	Sa	43		Periode	
6	So	44			
7	Mo	45			

Zahl der Tage in diesem Zyklus: 42

kürzester früherer Zyklus: 40

Dies hier nennt man eine "monophasische Kurve" eines eisprunglosen Zyklus. Diese Frau hatte während dieses Zyklus keinen Eisprung. Wir können das deshalb sagen, weil ihre Temperatur nie anstieg. Sie enthielt sich nach dem 8. Tag wie gewohnt. (Ihr kürzester Zyklus war 29 Tage.) Sie wartete auf den Temperaturanstieg, doch es gab keinen. Sie war während des ganzen Zyklus unfruchtbar, aber es gab keine Möglichkeit, das vor der nächsten Periode zu wissen. Sie nahm weiterhin an, ihr Eisprung hätte sich nur verspätet. Das kommt ab und zu vor. Nach einem eisprunglosen Zyklus wird die Periode oft nur spärlich sein.

TEMPERATUR – UND SCHLEIMTABELLE

MONAT *April* bis *Mai*

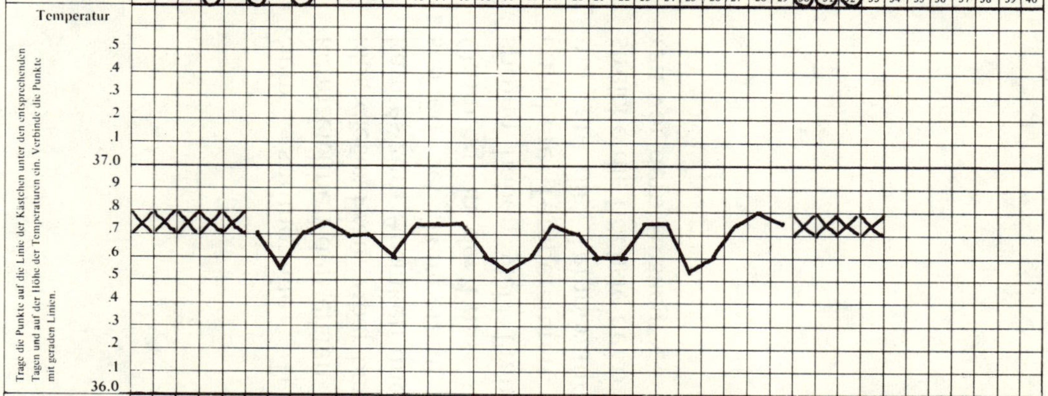

Tag des Zyklus	Datum	Wochentag Mo. Di. etc	Eisprung Schmerz/Drücken	Schleim (Gebrauche einige umschreibende Worte wie: kremig feucht, weiß, klar, klebrig, schlüpfrig, spinnbar, milchig, spärlich, trüb, massig, rosa, steif, durchsichtig)	Bemerkungen (Irgendwelche bemerkbaren Zustände: Fieber, Krankheit, Reise Streß, Schlafmangel, emotional, usw.)
1	16	Sa		Periode	
2	17	So		Periode	
3	18	Mo		Periode	
(4)	19	Di		Periode	
5	20	Mi		Periode	
(6)	21	Do		trocken	
7	22	F		trocken	
(8)	23	Sa		trocken	
9	24	So		klebrig, spärlic	
10	25	Mo		zähflüssig, dick	
11	26	Di		zähflüssig, dick	
12	27	Mi		trocken	
13	28	Do		trocken	
14	29	F		kremig, weiß	
15	30	Sa		milchig	
16	1	So		trocken	
17	2	Mo		trocken	
18	3	Di		klebrig	
19	4	Mi		milchig, weiß	
20	5	Do		trocken	
21	6	F		trocken	
22	7	Sa		feucht	
23	8	So		klebrig, weiß	
24	9	Mo		trocken	
25	10	Di		trocken	
26	11	Mi		feucht, spärlich	
27	12	Do		milchig	
28	13	F		feucht	
29	14	Sa		feucht	
(30)	15	So		Periode, spärl.	
(31)	16	Mo			
(32)	17	Di			
33	18	Mi			
34					
35					
36					
37					
38					
39					
40					

Zahl der Tage in diesem Zyklus: 29

kürzester früherer Zyklus: 29

Sehr sprunghafte Temperaturen kennzeichnen den ersten Teil des Zyklus dieser Frau. Aber beim Eisprung kam es zum Absinken und Wiederansteigen der Temperatur. Das ist in Ordnung. In der Phase vor dem Eisprung haben viele Frauen unberechenbare Temperaturen. Halte dich nur an die Temperaturregeln und streiche die höchste der 6 Temperaturen vor dem Anstieg.

TEMPERATUR – UND SCHLEIMTABELLE

MONAT Juni bis Juli

Temperatur

Trage die Punkte auf die Linie der Kästchen unter den entsprechenden Tagen und auf der Höhe der Temperaturen ein. Verbinde die Punkte mit geraden Linien.

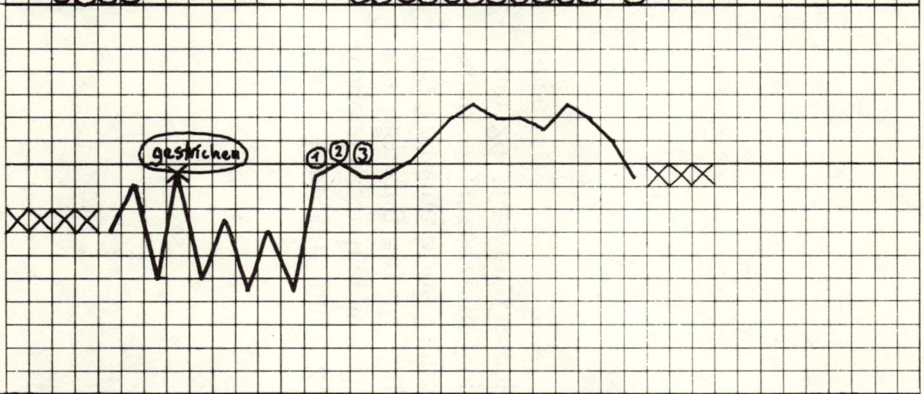

Tag des Zyklus	Datum	Wochentag (Mo. Di. etc)	Eisprung (Schmerz/Drücken)	Schleim (Gebrauche einige umschreibende Worte wie: kremig feucht, weiß, klar, klebrig, schlüpfrig, spinnbar, milchig, spärlich, trüb, massig, rosa, steif, durchsichtig)	Bemerkungen (Irgendwelche bemerkbaren Zustände: Fieber, Krankheit, Reise Streß, Schlafmangel, emotional, usw.)
1	19	So		Periode	
2	20	Mo		Periode, stark	
3	21	Di		Periode	
4	22	Mi		Periode	
5	23	Do		trocken	
6	24	F		trocken	
7	25	Sa		trocken	
8	26	So		trocken	
9	27	Mo		trocken	
10	28	Di		kremig	
11	29	Mi		milchig, mehr	
12	30	Do		feucht, viel	
13	1	F		Spinnbar, viel	
14	2	Sa	X	feucht, weniger	
15	3	So		zäh, spärlich	
16	4	Mo		trocken	
17	5	Di		trocken	
18	6	Mi		trocken	
19	7	Do		trocken	
20	8	F		trocken	
21	9	Sa		trocken	
22	10	So		trocken	
23	11	Mo		trocken	
24	12	Di		trocken	
25	13	Mi		trocken	
26	14	Do		zähflüssig	
27	15	F		feucht	
28	16	Sa		feucht	emotional
29	17	So			
30	18	Mo			
31	19	Di			
32					
33					
34					
35					
36					
37					
38					
39					
40					

Zahl der Tage in diesem Zyklus: 28

kürzester früherer Zyklus: 27

Diese Frau hat lange Zyklen: 33-36 Tage. Dieser hier war 35 Tage lang, der Eisprung am 20. Tag. Da sie am 18. Tag eine hohe Temperatur hatte, strich sie diese und konnte deshalb vom 24. Tag an Geschlechtsverkehr haben.

TEMPERATUR – UND SCHLEIMTABELLE

MONAT August bis September

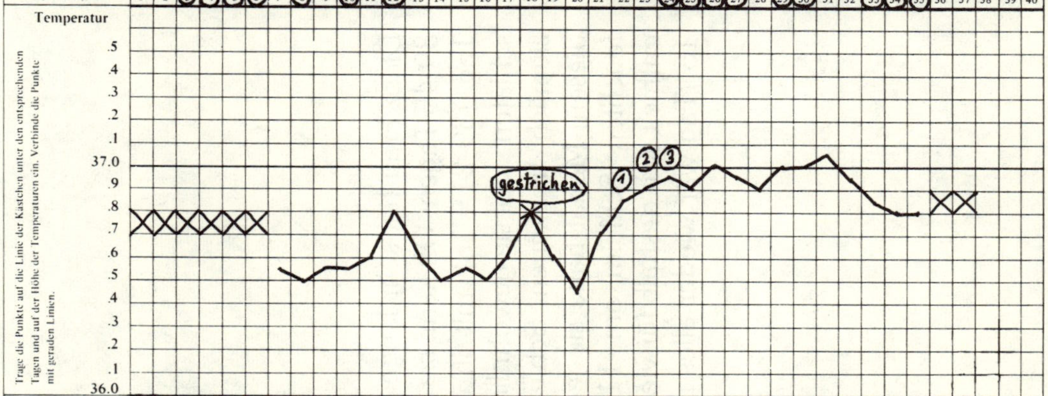

Tag des Zyklus	Datum	Wochentag Mo. Di. etc	Eisprung Schmerz/Drücken	Schleim (Gebrauche einige umschreibende Worte wie: kremig feucht, weiß, klar, klebrig, schlüpfrig, spinnbar, milchig, spärlich, trüb, massig, rosa, steif, durchsichtig)	Bemerkungen (Irgendwelche bemerkbaren Zustände: Fieber, Krankheit, Reise, Streß, Schlafmangel, emotional, usw.)
1	14	So		Periode	
2	15	Mo		Periode	
3	16	Di		Periode	
4	17	Mi		Periode	
5	18	Do		Periode	
6	19	F		Periode	
7	20	Sa		trocken	
8	21	So		trocken	
9	22	Mo		trocken	
10	23	Di		trocken	
11	24	Mi		trocken	
12	25	Do		trocken	
13	26	F		trocken	
14	27	Sa		trocken	
15	28	So		breiig, weiß	Reise
16	29	Mo		kremig, weiß	Reise
17	30	Di		feucht, weiß	Reise
18	31	Mi		feucht, klar	emotional
19	1	Do		feucht, viel	
20	2	F		feucht, weniger	
21	3	Sa	X	breiig, spärlich	emotional
22	4	So		trocken	
23	5	Mo		trocken	
24	6	Di		trocken	
25	7	Mi		zäh, weiß	
26	8	Do		trocken	
27	9	F		trocken	
28	10	Sa		kremig, weiß	
29	11	So		milchig, nicht viel	
30	12	Mo		trocken	
31	13	Di		trocken	
32	14	Mi		trocken	emotional
33	15	Do		kremig	"
34	16	F		milchig, viel	"
35	17	Sa		milchig, viel	Rückenschmerzen
36	18	So		Periode	
37	19	Mo			
38	20	Di			
39	21	Mi			
40					

Zahl der Tage in diesem Zyklus: 35

kürzester früherer Zyklus: 33

Diese Frau hat sehr lange Zyklen von 39-45 Tagen. Oft kann sie bis zum 18. Tag (39-21 = 18) mit ihrem Partner schlafen, weil sie gewöhnlich bis dahin ziemlich trockenen Schleim hat. In diesem Monat hatte sie jedoch etwas feuchten Schleim am 11. Tag und enthielt sich deshalb für vier Tage. Am 15. Tag war wieder alles normal.

TEMPERATUR – UND SCHLEIMTABELLE

MONAT September bis Oktober

Temperatur (Skala 36.0 – 37.5): Trage die Punkte auf die Linie der Kästchen unter den entsprechenden Tagen und auf der Höhe der Temperaturen ein. Verbinde die Punkte mit geraden Linien.

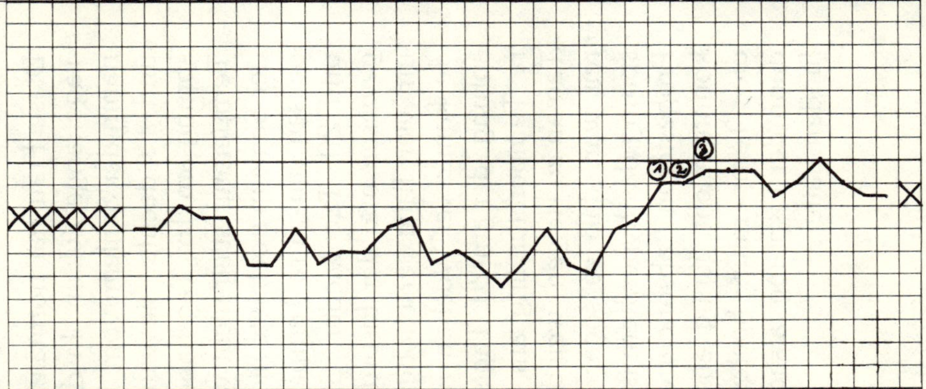

Schleim: Gebrauche einige umschreibende Worte wie: kremig feucht, weiß, klar, klebrig, schlüpfrig, spinnbar, milchig, spärlich, trüb, massig, rosa, steif, durchsichtig

Bemerkungen: Irgendwelche bemerkbaren Zustände: Fieber, Krankheit, Reise, Streß, Schlafmangel, emotional, usw.

Datum	Wochentag Mo. Di. etc	Tag des Zyklus	Eisprung Schmerz/Drücken	Schleim	Bemerkungen
6	Mi	1		Periode	
7	Do	2		Periode	
8	F	3		Periode	
9	Sa	(4)		Periode	
10	So	(5)		Periode	
11	Mo	(6)		trocken	
12	Di	(7)		10⁰⁰–24⁰⁰ trocken	
13	Mi	8		trocken	
14	Do	(9)		trocken	
15	F	10		trocken	
16	Sa	11		weiß, kremig	
17	So	12		trocken	
18	Mo	13		trocken	
19	Di	14		trocken	
20	Mi	(15)		trocken	
21	Do	(16)		11⁰⁰–23⁰⁰ sehr trock.	
22	F	17		trocken	
23	Sa	(18)		kremig, weiß	
24	So	19		milchig weiß	
25	Mo	20		dünner, klar	
26	Di	21		klar, feucht	
27	Mi	22		feucht	
28	Do	23		feucht	
29	F	24		sehr feucht	
30	Sa	25		spinnbar !!	
1	So	26	X	steifer, weiß	
2	Mo	27		zäh	
3	Di	28		trocken	
4	Mi	29		trocken	
5	Do	30		trocken	
6	F	(31)		trocken	
7	Sa	(32)		zäh	
8	So	(33)		trocken	
9	Mo	(34)		trocken	
10	Di	(35)		trocken	
11	Mi	36		trocken	
12	Do	(37)		trocken	
13	F	(38)		zäh	
14	Sa	39		feucht	
15	So	(40)		Periode	

Zahl der Tage in diesem Zyklus: 39

kürzester früherer Zyklus: 39

Diese Frau hat normalerweise 31-34 Tage lange Zyklen. In diesem Monat nahm der Schleim vom 11. Tag an zu und sie dachte, sie würde ihren Eisprung am 16. Tag haben. Aber ihre Temperatur stieg nicht weiter an und der Schleim trocknete nicht aus. Stattdessen sank ihre Temperatur am 19. und 20. Tag wieder. Sie war krank gewesen und der Eisprung hatte sich um vier Tage verschoben. Die Periode kam zwei Wochen nach dem Eisprung, der am 20. Tag stattfand. (Ihre Temperatur fing am 17. und 18. Tag an zu steigen, weil das Follikel so reif war, daß es sogar vor dem Eisprung das hyperthermische Hormon Progesteron absonderte. Aber es konnte nicht genug absondern, um die Temperatur hochzuhalten, bis dann der Eisprung tatsächlich stattgefunden hatte).

TEMPERATUR – UND SCHLEIMTABELLE

MONAT Oktober bis November

Tag des Zyklus	Datum	Wochentag Mo. Di. etc	Eisprung Schmerz/Drücken	Schleim	Bemerkungen
1	6	Do		Periode	
2	7	F		Periode	
3	8	Sa		Periode	
4	9	So		Periode	
5	10	Mo		Periode	
6	11	Di		trocken	
7	12	Mi		trocken	
8	13	Do		trocken	
9	14	F		trocken	
10	15	Sa		trocken	
11	16	So		breiig	
12	17	Mo		breiig	
13	18	Di		kremig	
14	19	Mi		milchig	Grippe
15	20	Do		milchig	Grippe
16	21	F		feucht	Grippe
17	22	Sa		zäh	Grippe
18	23	So		feucht	
19	24	Mo		feucht, viel	
20	25	Di		feucht, viel	
21	26	Mi		zäh	
22	27	Do		zäh, weiß	
23	28	F		trocken	
24	29	Sa		trocken	
25	30	So		trocken	
26	31	Mo		klebrig	
27	1	Di		trocken	
28	2	Mi		milchig	
29	3	Do		klebrig	
30	4	F		trocken	
31	5	Sa		zäh	
32	6	So		feucht, trüb	
33	7	Mo		feucht, "	
34	8	Di		feucht, "	gereizt
35	9	Mi		Periode	fühle mich gut
36	10	Do			
37	11	F			
38					
39					
40					

Temperatur

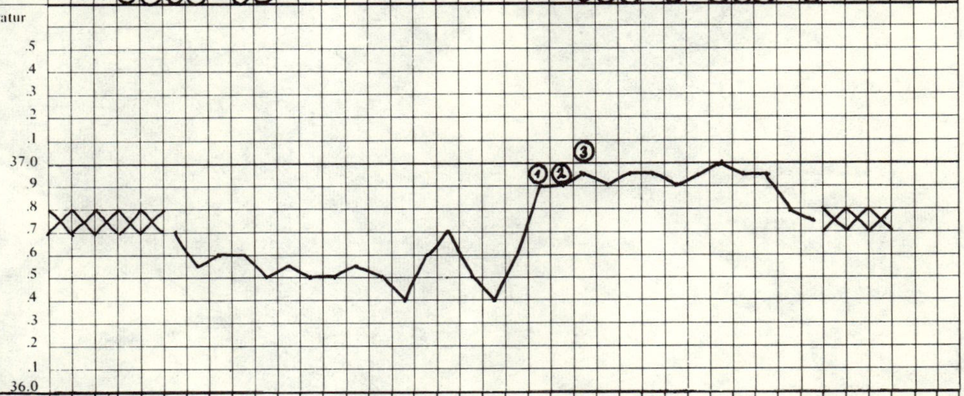

Trage die Punkte auf die Linie der Kästchen unter den entsprechenden Tagen und auf der Höhe der Temperaturen ein. Verbinde die Punkte mit geraden Linien.

Schleim: Gebrauche einige umschreibende Worte wie: kremig feucht, weiß, klar, klebrig, schlüpfrig, spinnbar, milchig, spärlich, trüb, massig, rosa, steif, durchsichtig

Bemerkungen: Irgendwelche bemerkbaren Zustände: Fieber, Krankheit, Reise Streß, Schlafmangel, emotional, usw.

Zahl der Tage in diesem Zyklus: 34

kürzester früherer Zyklus: 31

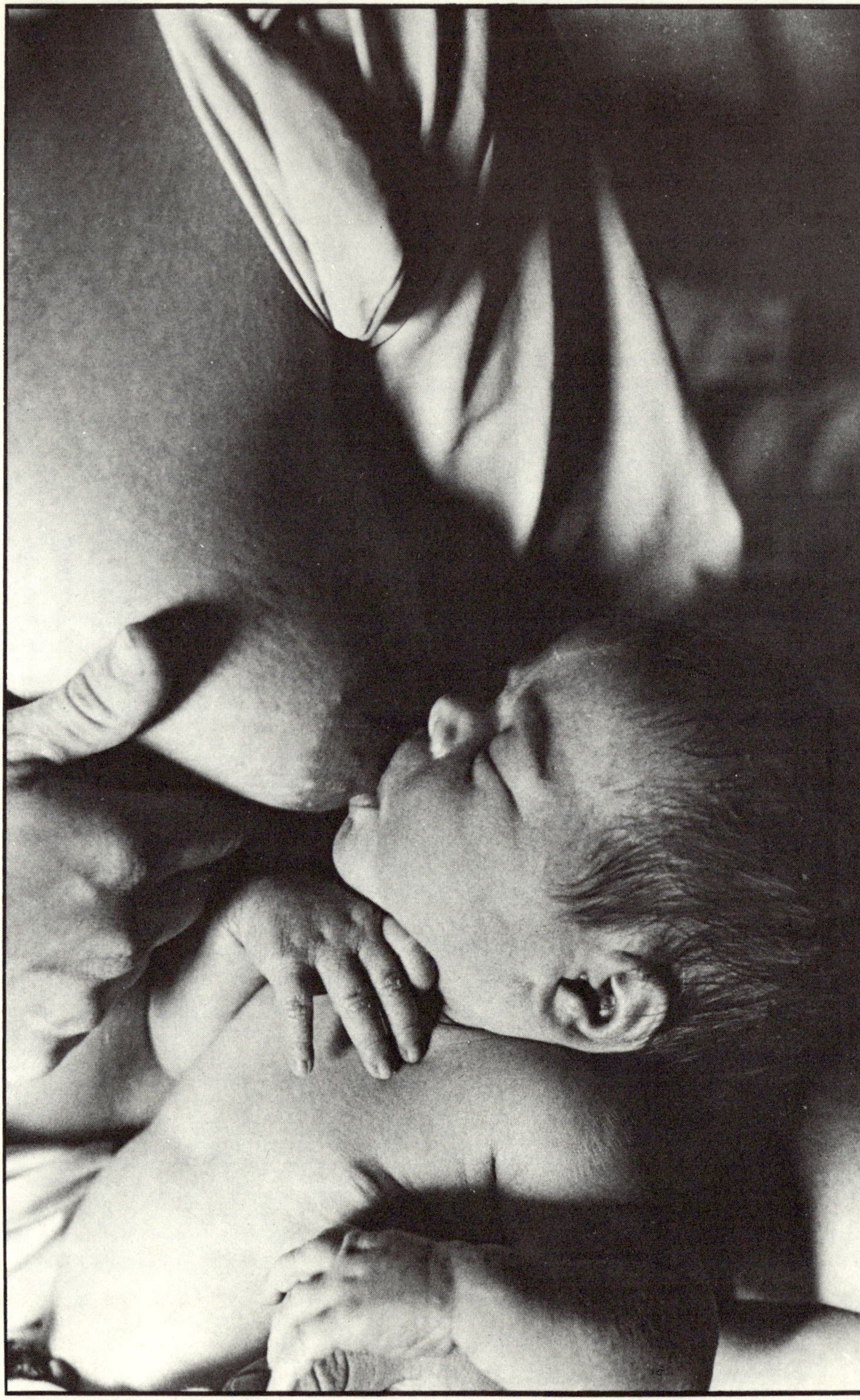

Schleimbeobachtung als alleinige Methode für stillende Mütter ohne Periode

Da deine Periode noch nicht wiedergekommen ist, hast du auch keine Zyklen, die du mit der Temperaturmethode auswerten könntest. Die Periode und damit die Fruchtbarkeit kann jederzeit nach der Geburt deines Kindes wieder einsetzen. Viele Frauen bekommen ihre Periode erst einen oder zwei Monate, nachdem sie mit dem Stillen aufgehört haben, aber eine ganze Reihe bekommen die Periode schon wenige Monate nach der Entbindung. Für die meiste Zeit, in der du keine hast, bist du unfruchtbar. Aber du kannst nicht wissen, wann die erste Periode kommt und

DER EISPRUNG FINDET SCHON 2 WOCHEN VOR DER ERSTEN PERIODE STATT.

Weil nun Fruchtbarkeit zwei Wochen vor der ersten Periode wieder anfängt, mußt du sorgfältig auf fruchtbaren Schleim achtgeben, der vor deinem ersten Eisprung auftreten wird.

Temperaturmethode oder nicht

Ich empfehle, normalerweise nur die Schleimmethode zu benutzen und mit der Temperaturmethode bis zum ersten Zyklus nach der ersten Periode zu warten, sonst machst du dir unter Umständen für 9 oder 12 Monate umsonst Arbeit. Das kann entmutigend und verwirrend sein. Außerdem bist du schon für zwei oder drei Tage fruchtbar gewesen, wenn du den starken Temperaturanstieg bemerkst, der dir anzeigt, daß der Eisprung gerade passiert ist. Deshalb hilft dir dies nicht viel dabei, den ersten Eisprung herauszufinden.

Wenn du aber aus Erfahrung weißt, daß deine Periode bald nach der Entbindung wiederkommt oder wenn es dir nichts ausmacht, für einige Monate eine verrückte, bedeutungslose Tabelle zu führen, kannst du natürlich gerne die Temperatur messen. Sie wird den ersten Eisprung bestätigen. Aber um dich im Voraus zu warnen, brauchst du zum Verlaß immer noch die Schleimmethode, damit in dir keine Spermien von gestern auf das Ei von heute warten.

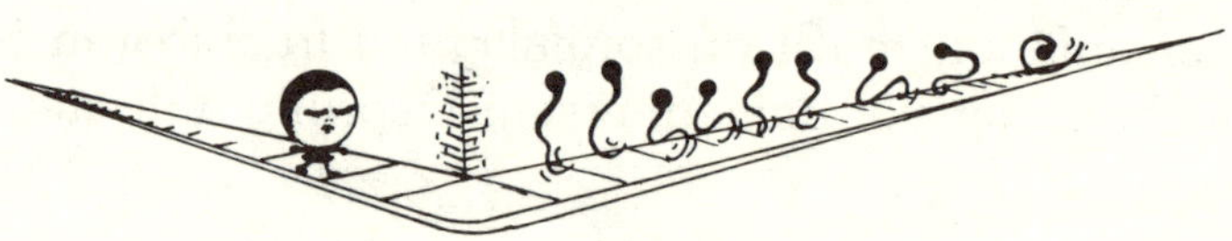

Lies das Kapitel über "Zervix-Schleim, ein Zeichen für Fruchtbarkeit"

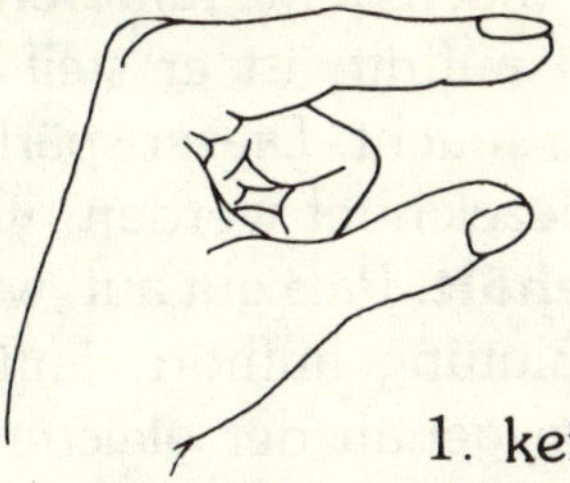

1. keiner

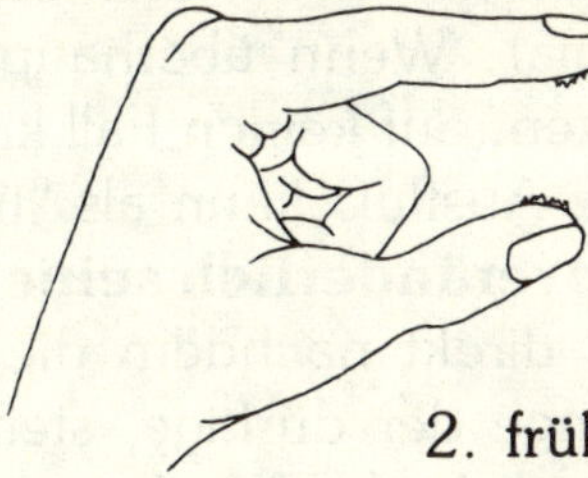

2. früh

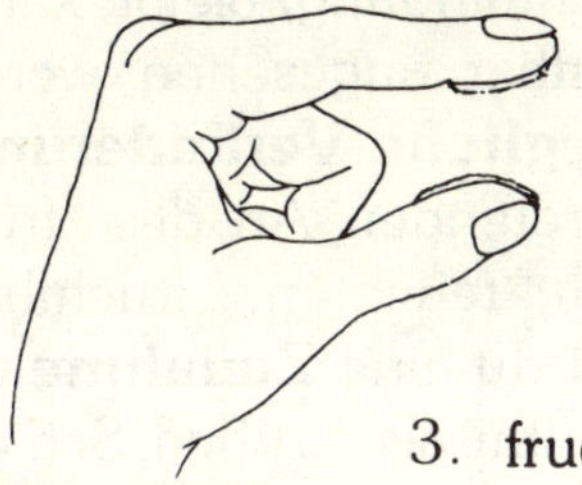

3. fruchtbar

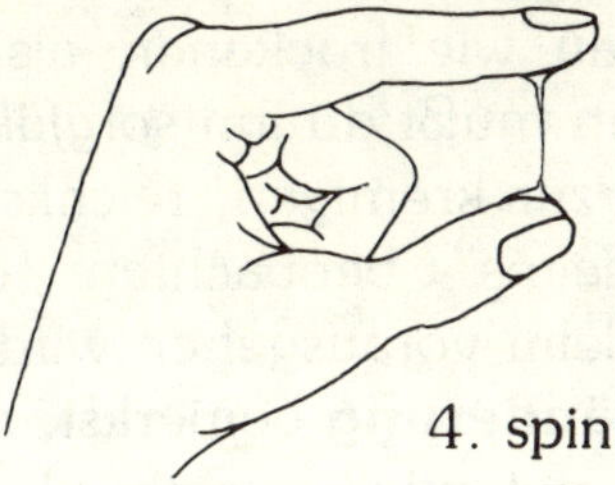

4. spinnbar

METHODE –

Schlaft nur an solchen Tagen miteinander, an denen es sich vollkommen trocken um deine Vaginaöffnung anfühlt. Während der trockenen Tage ist es ratsam, nur in einer Nacht, nachdem du den ganzen Tag vorher den Schleim beobachtet hast, miteinander zu schlafen und dann auch nur jede zweite Nacht, weil du am nächsten Tag wahrscheinlich ein wenig glatten und feuchten Schleim hast, und es unmöglich sein wird, ihn auszuwerten.

Wenn du an einem Tag Schleim hast, enthalte dich an diesem und den folgenden drei Tagen. Die vierte trockene Nacht ist mit Sicherheit unfruchtbar.

1	2	3	4	5	6	7	8	9	10	11	12	13	14	15	16
trocken	—	trocken	—	trocken	—	trocken	—	trocken	—	*feucht*	trocken	trocken	trocken	trocken	

Die meisten Frauen sind mindestens die ersten paar Monate nach der Geburt ziemlich trocken (nach dem Aufhören der Lochia). Wenn überhaupt Schleim auftritt, ist er steif und trocken, auf keinen Fall kremig oder feucht. Dieser spärliche steife Ausfluß kann als "trocken" bezeichnet werden, wenn er **unveränderlich seine Form behält**. Paß gut auf, wie er sich, direkt nachdem die Lochia-Blutung aufhört, anfühlt. Solange der dürftige, steife Schleim genau der gleiche wie anfänglich (4-6 Wochen nach der Entbindung) bleibt, kann er genau wie trockener, als unfruchtbar angesehen werden. Dann mußt du ihn *sorgfältig* auf **jegliche Veränderungen hin** zur kremigen, reichlicher auftretenden Art des "frühen Schleims" beobachten, der dem feuchten, fruchtbaren Schleim vorausgehen wird. Sobald du eine **Zunahme** oder **Veränderung** bemerkst, mußt du ihn als "frühen Schleim" und potentiell fruchtbar betrachten. Wenn du von da an irgendeine Art von Schleim hast, mußt du dich für die Dauer des Schleims und weitere vier Tage enthalten. In der vierten trockenen Nacht bist du unfruchtbar.

Sei vorsichtig!
Wenn du Zweifel hast,
laß es sein!

1	2	3	4	5	6	(7)	8	9	10	11	12	13	14	(15)	16
trocken	—	* kremig *	trocken	trocken	trocken	trocken	—	* feucht *	feucht	feucht	trocken	trocken	trocken	trocken	

Wenn dein Baby ungefähr drei oder vier Monate alt ist, manchmal auch früher, hast du wahrscheinlich öfters "fruchtbaren Schleim", dem zwei Wochen später keine Periode folgt. Dies war falscher Alarm und kein Eisprung, sonst hättest du deine Periode zwei Wochen später gehabt. Dieser falsche Alarm wurde von deinen Hormonen verursacht, die versuchten, einen Eisprung hervorzurufen. Manchmal kommen sie ihm recht nahe, schaffen es aber nicht ganz. Je näher du dem ersten Eisprung kommst, umso mehr falschen Alarm wird es wahrscheinlich geben. Laß dich nicht entmutigen und verwirren. Einmal wird es tatsächlich der Eisprung sein, und du wirst deine Periode zwei Wochen später haben. Behandle jeden "falschen Alarm" als sei es ein richtiger, weil einer von ihnen tatsächlich der Eisprung sein könnte und du zu diesem Zeitpunkt nicht wissen kannst, welcher von ihnen es sein wird.

> Prüfe deinen Schleim nur, wenn du nicht sexuell erregt bist. Wenn du es bist, produzierst du nämlich ein Sekret direkt in deiner Vagina, das nicht das gleiche wie Zervix-Schleim ist.

Später kannst du darauf verzichten, einen Tag zwischen trockenen Tagen auszusetzen, wenn du bestimmt alle Samenflüssigkeit verlierst und für 10 bis 12 Stunden trocken bleibst.

1	2	3	4	5	6	7	8	9	10	11	12	13	14	15	16
trocken	11^{00}–23^{00} trocken	" trocken	" trocken	milchig	trocken	trocken	trocken	trocken	10^{00}–24^{00} trocken	10^{00}–22^{00} trocken	" trocken	11^{00}–23^{00} trocken	" trocken	9^{00}–22^{00} trocken	

Wenn nach der Geburt des Kindes deine Perioden wieder anfangen, werden sie wahrscheinlich zwei bis drei Zyklen lang unregelmäßig sein. Gewöhnlich werden sie nach diesen zwei oder drei Zyklen wieder regelmäßig oder wie vor der Schwangerschaft. Benutze deshalb, bis sie regelmäßig werden, hauptsächlich die Schleimmethode, während du außerdem deine Temperatur aufzeichnest. Schlaft deshalb nur an trockenen Tagen miteinander.

Paß besonders um die Zeit des Abstillens auf oder immer, wenn du auch nur vorübergehend das Stillen einschränkst. Wenn du krank bist, oder dein Baby, und du nicht soviel wie gewöhnlich stillst, könnte das deine Eisprungshormone in Gang setzen. Du kannst unter Umständen zu diesem Zeitpunkt den Eisprung bekommen. Wenn du dann aber wieder anfängst voll zu stillen, *könnte* der Prozeß angehalten werden; dein Schleim würde dann austrocknen und der Eisprung fände nicht statt.

Zur besonderen Erinnerung: An Tagen, an denen ihr euch enthalten sollt, dürft ihr keinen Coitus Interruptus haben. Laß auch für drei Tage nach jeglichem Schleim keine Samenflüssigkeit in die Nähe von Schleim oder in die Nähe deiner Vagina kommen. Von einem Tropfen auf der Außenseite deiner Vagina kannst du schon schwanger werden, und dein Partner könnte auch, ohne daß er es merkt, einen Tropfen verlieren.

SEHR WICHTIG:

Wenn du eine Blutung oder Schmierblutung haben solltest, geh nicht davon aus, daß es deine erste Periode ist und du sofort Geschlechtsverkehr haben kannst. Es könnte eine Durchbruchsblutung des Eisprunges sein und du würdest schwanger. Um auftretendes Blut eine Periode nennen zu können, sollte es stark fließen und mindestens drei Tage anhalten.

MONAT: Januar

1	trocken
(2)	trocken
3	trocken
(4)	trocken
(5)	trocken 11⁰⁰–23⁰⁰
(6)	trocken " "
7	leicht feucht
8	trocken
9	trocken
10	trocken, breiig
(11)	trocken
12	leicht feucht
13	trocken
14	trocken
15	trocken
(16)	trocken
(17)	trocken 10⁰⁰–23⁰⁰
18	trocken
(19)	trocken
20	trocken
(21)	trocken (etwas steif)
22	—
23	trocken
24	leicht feucht
25	trocken
26	trocken
27	trocken
(28)	trocken
29	trocken
(30)	trocken
31	trocken

Hier sind einige Beispiele von Nur-Schleim-Aufzeichnungen. Du solltest dir übersichtliche Tabellen wie diese anlegen und jeden Tag Eintragungen machen. Wenn du viel Wert auf deine Tabellen legst und sie ordentlich und ausführlich führst, werden sie dir gute Dienste erweisen. Du denkst vielleicht, du könntest dies alles im Kopf behalten, aber glaub mir, die Erfahrung hat gezeigt, daß es viel besser geht, wenn du die Zeit und Mühe aufbringst, deine Angaben in einer übersichtlichen Weise zusammenzustellen.

Diese Frau befindet sich im dritten Monat nach der Entbindung. Sie ist hauptsächlich trocken mit etwas steifem, teigartigem Schleim, der seit dem Abklingen der Blutungen der gleiche geblieben ist. An den Tagen 7, 12 und 24 war sie leicht feucht, wahrscheinlich weil sie in der Nacht zuvor mit ihrem Partner geschlafen hatte. Sie enthielt sich in diesen und den drei folgenden Nächten für den Fall, daß es etwas fruchtbarer Schleim gewesen war. Offensichtlich war es keiner, weil sie direkt danach wieder trocken war.

MONAT: Mai

1	feucht
2	feucht
3	dünn, weiß, milchig
4	feucht
5	spinnbar
6	viel, feucht
7	feucht
8	milchig
9	viel, milchig
10	trocken
11	wenig, zäh
12	feucht
13	viel, feucht
14	weniger, feucht
15	trocken
16	weiß, milchig
17	weiß, milchig
18	zäh
19	trocken
20	wenig, feucht
21	feucht
22	weiß, zäh
23	trocken
24	krank / feucht
25	krank/spinnbar
26	viel, feucht
27	trocken
28	feucht
29	trocken
30	zäh
31	feucht

Dieses Paar konnte während des ganzen Monats nicht miteinander schlafen, da die Frau nie genug trockene oder unfruchtbare Tage hintereinander hatte. Dies passiert manchmal, besonders wenn der erste Eisprung und die Periode bevorstehen. Dies ist eine Gelegenheit, beim Lieben schöpferisch und kooperativ zu sein und euch gegenseitig zu unterstützen.

MONAT: Juli

1	feucht
2	feucht
3	trocken
4	trocken
5	trocken
6	trocken
7	nachmittags etwas feucht trocken
8	kremig
9	ziemlich feucht
10	feuchter, milchig
11	klar, feucht
12	sehr feucht
13	viel, spinnbar
14	trocken
15	trocken
16	trocken
17	trocken
18	ab 11^{00} trocken
19	" trocken
20	" trocken
21	trocken
22	trocken
23	trocken
24	trocken
25	trocken
26	trocken
27	trocken
28	trocken
29	!!! Periode !!!
30	Periode
31	

Diese Frau hatte während der letzten Monate sehr oft falschen Alarm. Aber dann, vom 9. bis 13. Tag, baute sich der Schleim ständig auf und endete am 13. Tag mit einer Menge spinnbaren Schleims. Danach trocknete der Schleim aus und blieb von da an trockener als in den Monaten davor. Sie vermutete deshalb, daß der Eisprung schon passiert war. Ab dem 17. Tag nutzte sie jeden trockenen Tag aus, weil sie an den Tagen nach dem Geschlechtsverkehr von Mittag bis spät am Abend trocken war. (Sie hätte das nicht getan, falls sie auch nur etwas feucht gewesen wäre und sie nicht viele Monde lang ihren Schleim beobachtet hätte.) Wie zu erwarten kam zwei Wochen nach der Spinnbarkeit ihre erste Periode. (Spinnbarkeit war am 13. Tag, vermutlich dem Tag vor dem Eisprung. Der Eisprung fand wahrscheinlich am 14. Tag statt.)

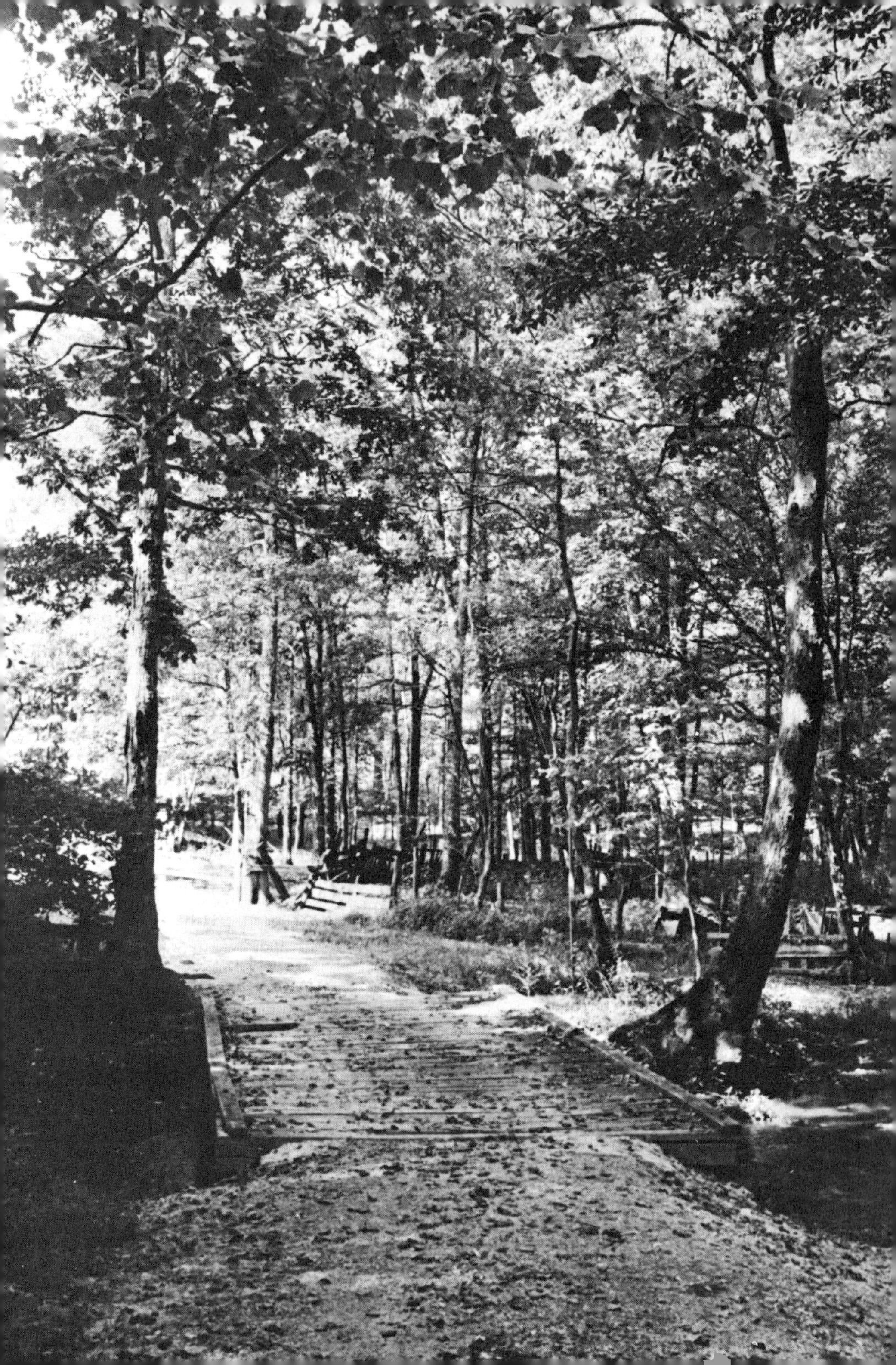

Wechseljahre und die Schleim-Methode

Wechseljahre nennt man das allmähliche und endgültige Ausklingen der Fruchtbarkeit einer Frau. Ovulationen und damit Perioden finden unregelmäßig und in weiten Abständen voneinander statt, bis sie ganz aufhören. Dies ist eine besondere Zeit der Fruchtbarkeitskontrolle, weil der Zyklus oft zu unregelmäßig ist, um die Temperaturmethode anzuwenden. Es passiert sehr häufig, daß drei oder vier Ovulationen und Perioden ausbleiben und dann ein Eisprung mit einer Periode zwei Wochen später folgt. Du denkst vielleicht, daß deine Perioden und deine Fruchtbarkeit für immer vorüber sind, aber dann kommt doch noch eine. Du kannst auch öfters Schmierblutungen haben, und es ist unmöglich zu sagen, welches davon eine Periode war. Einige Schmierblutungen können Durchbruchsblutungen des Eisprungs sein, andere können schwache Perioden sein. Aber glücklicherweise wird dich dein Zervix-Schleim immer noch vor dem Eisprung warnen, egal wie unregelmäßig er auch auftreten wird.

Solange du noch jeden Monat oder alle zwei Monate Perioden hast, ist es immer noch ganz gut, die Basaltemperatur aufzuzeichnen. Aber wenn du oft Schmierblutungen hast oder deine Perioden noch unregelmäßiger sind, solltest du die Schleim-Methode allein benutzen. Ließ das Kapitel in diesem Buch über "Zervix-Schleim auf Seite 31 und "Schleimbeobachtung als alleinige Methode für stillende Mütter ohne Periode" auf Seite 79. Folge den Anweisungen für stillende Mütter ohne Periode. Du wirst wahrscheinlich nicht solche Mengen Schleim haben und auch nicht so oft falschen Alarm wie diese Frauen, deshalb sollte es leichter für dich sein.

> Schlaft bis zum 4. Tag nach einer Schmierblutung nicht miteinander, weil es ein Eisprung statt einer Periode gewesen sein könnte.

Du wirst wahrscheinlich die meiste Zeit "trocken" sein, außer wenn der Eisprung bevorsteht. Wenn du deinen Schleim jeden Tag sorgfältig beobachtest, wirst du sicherlich eine Schleimzunahme feststellen, die dich vor dem bevorstehenden Eisprung warnt.

Erholen von der Pille

Falls du gerade aufgehört hast, die Pille zu nehmen, solltest du in den folgenden Monaten sehr vorsichtig sein. Einmal fallen Perioden aus, ein andermal bist du extrem fruchtbar. Wenn du die Antibaby-Pille nimmst, versetzt du deinen Körper in einen dauernden Zustand von Pseudo-Schwangerschaft. Das ist der Grund, warum du keinen Eisprung hast — dein Körper denkt, er sei schon schwanger. Außerdem hast du keine richtigen Perioden. Du hast, was man eine "Entzugsblutung" nennt, die durch das Aussetzen der Pille jeden Monat für ein paar Tage verursacht wird. Wenn du also aufhörst die Pille zu nehmen, muß sich dein ganzes Hormon-System wieder auf den natürlichen Zyklus einstellen. Dein Schleim könnte während dieser paar Monate ungenau sein. Verlaß dich deshalb auf deine Temperatur-Aufzeichnungen und nutze für einige Monate nur die Zeit nach dem Temperaturanstieg. Beobachte und trage alles in die Tabelle ein, handle aber nur nach den Ergebnissen der Temperaturkurve. Du mußt völlig neu anfangen, Daten für die Kalender-Methode zu sammeln, da die Zykluslänge während der Pilleneinnahme nicht deine wirkliche Zykluslänge ist. Lies das Kapitel über "Basaltemperatur" auf Seite 45 sehr sorgfältig durch und verlasse dich für einige Monate nicht auf die frühe, sichere Zeit in der Kalender- bzw. Schleim-Methode.

Wenn du schwanger werden möchtest

Wenn du gerne ein Baby haben möchtest, und es vielleicht in der Vergangenheit schwierig war, könnten dir die Prinzipien in diesem Buch helfen, ein Kind zu bekommen. Ich hoffe es auf jeden Fall. Grundsätzlich mußt du nur den Regeln *entgegengesetzt* handeln. Lies das ganze Buch sorgfältig durch, um die Prinzipien der Fruchtbarkeit zu verstehen. Zeichne deine Temperatur und deinen Schleim auf, um herauszufinden, ob und wann du deinen Eisprung hast. Wenn du eine Temperaturkurve hast, die von niedrigen zu hohen Temperaturaufzeichnungen geht, hast du einen Eisprung. Untersuche deinen Schleim nach Spinnbarkeit, weil sie dir den fruchtbarsten Tag angibt. Es ist ratsam, wenn ihr für ungefähr fünf Tage, bevor du deinen Eisprung erwartest, aufs Lieben verzichtet, damit dein Mann viel Samen bereithalten kann. Das sollte dann sein, wenn sich dein Schleim mengenmäßig aufbaut und klarer wird. Wenn du Spinnbarkeit bemerkst, schlaft einmal miteinander. Dann laßt einen Tag aus und schlaft wieder miteinander, wenn deine Temperatur anfängt zu steigen. Der Tag mit Spinnbarkeit ist gewöhnlich der Tag vor dem Eisprung. Er ist der fruchtbarste in deinem Zyklus. Wenn ihr dann miteinander schlaft, wird ein junger Same darauf warten, daß das Ei auftaucht. Ihr solltet danach einen Tag aussetzen, damit dein Mann etwas mehr Samen aufbauen kann. Versucht es noch einmal, bevor das Ei abwandert. Danach könnt ihr unbeschwert bis zu fünf Tagen vor dem nächsten erwarteten Eisprung miteinander schlafen. Diese fünf Tage stimmen gewöhnlich mit den Tagen, an denen der fruchtbare Schleim zunimmt, überein. Wenn dein Schleim sich nicht spinnen läßt, was bei einigen Frauen der Fall ist, benutze den Tag mit maximal klarem Schleim. Nebenbei, dein Mann sollte heiße Bäder mindestens eine Woche lang vor deinem erwarteten Eisprung vermeiden, weil diese die Samenmenge vermindern könnten. Samen verträgt es nicht, wenn die umgebende Temperatur ziemlich hoch ist. Eine heiße Dusche macht nichts. Viel Glück euch beiden!

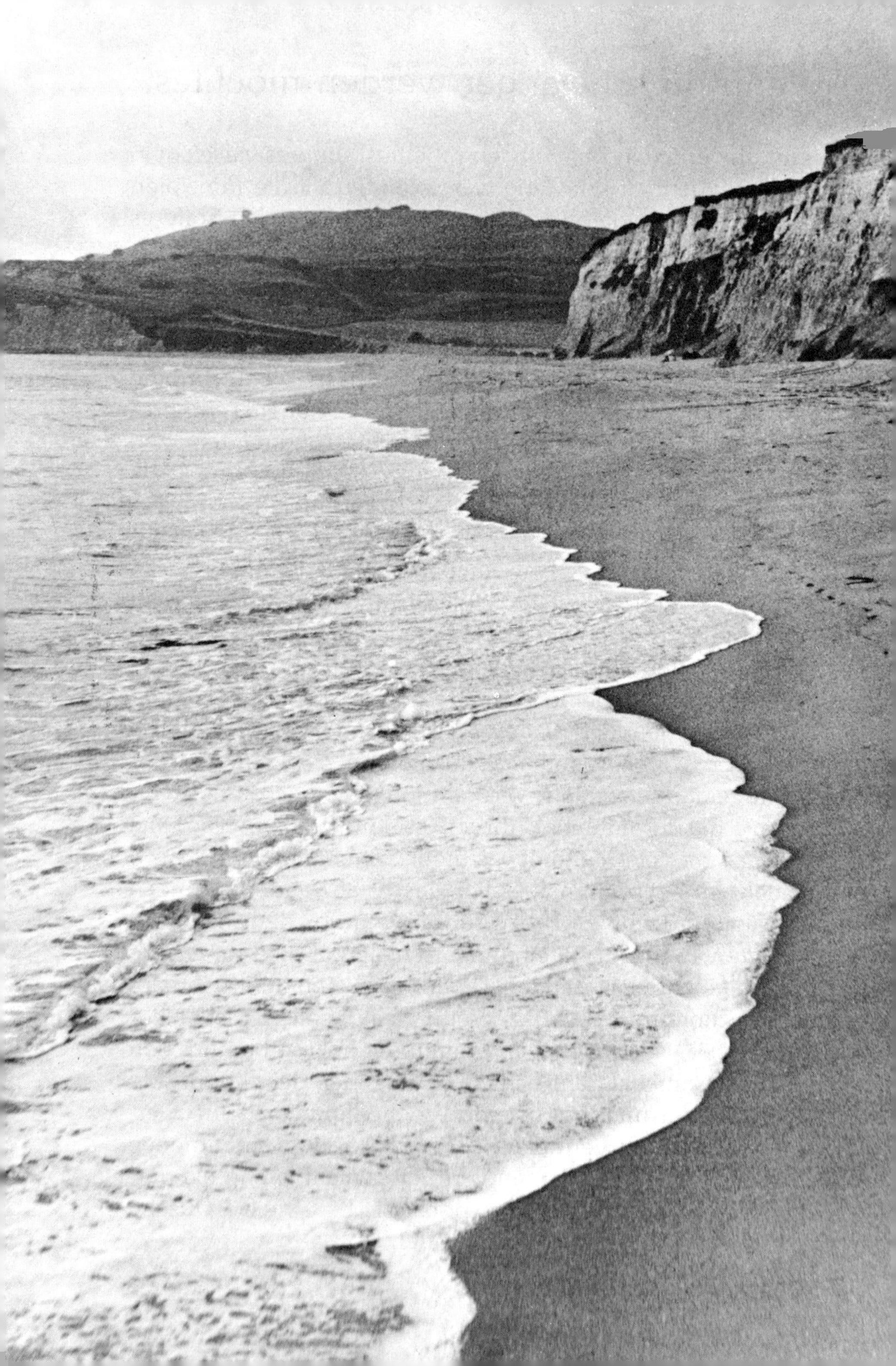

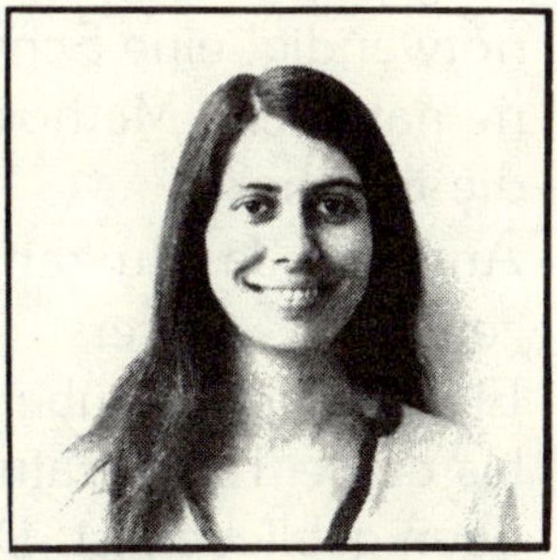

Fragen und Antworten

Frage: Ich habe eine Menge fruchtbar aussehenden Schleim zu einem späten Zeitpunkt in meinem Zyklus, nachdem der Eisprung schon vorüber zu sein scheint. Dieser Schleim fängt etwa eine Woche oder 10 Tage nach dem Eisprungsschleim an. Habe ich vielleicht zweimal einen Eisprung?

Antwort: Nein, du hast nicht zweimal im selben Zyklus einen Eisprung, es sei denn innerhalb weniger Stunden bei zweieiigen Zwillingen. Dieser fruchtbar aussehende Schleim zu einem späten Zeitpunkt in deinem Zyklus ist die Folge von Hormonveränderungen, die zur Periode führen. Außerdem sinkt deine Temperatur einige Zeit vor der Periode. Das Hormon, das deine Temperatur hoch und die Schleimproduktion niedrig hält, beginnt einige Tage vor der Periode abzunehmen.

Frage: Meine Temperatur schwankt ziemlich in der ersten Zyklushälfte vor dem Eisprung. Sobald ich aber den Eisprung hatte, steigt sie an und bleibt hoch. Ich frage mich nur, was mit dem ersten Teil los ist.

Antwort: Es ist ganz in Ordnung, wenn deine Temperatur in der ersten Zyklushälfte etwas drunter und drüber geht. Bei einigen Frauen bleibt die Temperatur zu diesem Zeitpunkt wirklich niedrig und bei anderen schwankt sie halt mehr. Du wirst aber feststellen, daß die Temperaturen im allgemeinen vor dem Eisprung niedriger sind als nach dem Eisprung.

Frage: Aus medizinischen Gründen ist es für mich unbedingt notwendig, eine Schwangerschaft zu vermeiden. Kann ich eine natürliche Methode benutzen, die vielleicht genauer ist als die übliche?
Antwort: Ja, du kannst eine absolut sichere Methode benutzen. Zu allererst: Schlafe während der frühen Vor-Eisprungsphase überhaupt nicht mit deinem Partner. Warte, bis deine Temperatur an vier aufeinanderfolgenden Morgen oben geblieben ist. Danach könnt ihr bis zum dritten Tag deiner nächsten Periode miteinander schlafen. Wir warten gewöhnlich drei hohe Temperaturmessungen ab, und dies bietet eine Sicherheitsspanne von 98,6 - 99,2 Prozent. Wenn ihr bis zur vierten hohen Temperaturmessung wartet, sollte es keine Fehlerquote geben. Nebenbei berücksichtigt die oben erwähnte Statistik menschliches Versagen in der falschen Anwendung der Regeln. Wenn du die Methode aber richtig anwendest und einen zusätzlichen Tag anhängst, solltest du vollkommen sicher sein. Diese Methode schließt eine recht lange Abstinenz ein, aber ich bin sicher, daß es für dich und deinen Mann die Sache wert ist, wenn es um deine Gesundheit und dein Wohlergehen geht.

Frage: Eine Freundin von mir sagte, daß sie während der Periode schwanger wurde. Ist das möglich?
Antwort: Es ist möglich, während der Periode schwanger zu werden, wenn du kurze Zyklen und lange Perioden hast, oder wenn dieser betreffende Zyklus sehr kurz war. Je kürzer deine Zyklen (Tag 1 deiner Periode bis zum Tag vor der nächsten) desto früher hast du deinen Eisprung, weil du ungefähr zwei Wochen vor deiner nächsten Periode ovulierst.

Wenn du am 7. Tag der Blutung Geschlechtsverkehr hättest, und am 10. Tag eines 25 Tage Zyklus deinen Eisprung, könntest du schwanger werden. Wenn du dich allerdings an eine "frühe sichere Tage" Formel hieltest und wüßtest, daß du kurze Zyklen hast, würdest du am 7. Tag keinen Geschlechtsverkehr mehr haben, auch wenn du immer noch deine Periode hättest. Sogar wenn es nur ein vereinzelter kurzer Zyklus wäre, würde dich dein Schleim warnen und deine abklingende Periode würde feucht und schlüpfrig sein.

Frage: Ich habe eine Menge Schleim vor dem Geschlechtsverkehr, nachdem ich den ganzen Tag lang trocken war. Ist das fruchtbarer Schleim?

Antwort: Es kann fruchtbarer Zervix-Schleim sein, aber er kann auch von den Schmierdrüsen in deiner Vagina kommen. Wenn du deinen Schleim untersuchst während du schon erregt bist, kann dies der lokale Vaginalschleim sein. Aber wenn du ihn am Abend kontrollierst, bevor du auch nur ans Lieben denkst, und er ist feucht und schlüpfrig, ist es wahrscheinlich fruchtbarer Schleim vom Gebärmutterhals. Falls auch nur der geringste Zweifel besteht, laß es sein!

Frage: Ich habe gehört, daß frau zweimal im Monat fruchtbar sein kann, was u.a. von der Konstellation der Sterne zum Zeitpunkt der eigenen Geburt abhängen soll. Ist Enthaltsamkeit deshalb zweimal notwendig?

Antwort: Nach meinem Verständnis der weiblichen Endokrinologie ist ein doppelter Eisprung innerhalb eines Zyklus nicht möglich, außer bei zweieiigen Zwillingen. Und dann reagieren beide Eier auf den gleichen Hormonreiz und der Doppeleisprung findet innerhalb von Stunden statt.

Ein Zyklus besteht aus einer feinen ausgewogenen Reihenfolge von Vorgängen. Ein Hormon löst ein anderes ab, das ein weiteres in Gang setzt oder anhält usw. Wenn ein zweiter zufälliger Eisprung möglich wäre, würde das die gesamte Reihenfolge durcheinanderbringen. Der Zeitpunkt deiner Periode ist durch den vorhergehenden Eisprung bestimmt, und zwischen dem Eisprung und der folgenden Periode werden die Hormone, die das Ei reifen lassen und den Eisprung anregen, unterdrückt. Wenn außerhalb der regulären fruchtbaren Zeit viele Schwangerschaften auftreten würden, könnte das einem zu denken geben. Aber dies ist nicht der Fall. Deshalb würde ich keine weitere Enthaltsamkeit als die, die schon für die normale fruchtbare Phase im Zyklus erforderlich ist, hinzufügen.

Frage: Gibt es irgendeinen Grund, warum ich mit meinem Mann während der fruchtbaren Tage keinen Coitus Interruptus haben sollte?

Antwort: (Coitus Interruptus ist, wenn ein Paar sich bis unmittelbar vor dem Orgasmus liebt, und der Mann dann schnell einen Rückzieher macht.) Aus zwei Gründen ist Coitus Interruptus nicht zu empfehlen: Erstens kann dein Mann schon vor seinem Orgasmus einige Tropfen Samenflüssigkeit verlieren, und die ersten Tropfen enthalten die meisten Samen. Zweitens, aber genauso wichtig, wird es deinen Partner wahrscheinlich nach einiger Zeit ganz schön verrückt machen. Es steht zuviel auf dem Spiel. Dein Partner wird nicht fähig sein, sich richtig zu entspannen.

Frage: Ich würde schon gerne meine Temperatur jeden Morgen um die gleiche Zeit messen, aber ich muß wegen meines Säuglings nachts und in den frühen Morgenstunden aufstehen. Was soll ich tun?

Antwort: Wähle die Zeit, zu der du am längsten hintereinander geschlafen hast. Miß deine Temperatur dann immer zu diesem Zeitpunkt. Wenn dein Säugling jeden Morgen um 4 oder 5 Uhr aufwacht, kannst du ihn als Wecker benutzen. Bitte deinen Mann, dir das Baby zu bringen, während du die Temperatur mißt. Versuche mindestens drei Stunden lang durchzuschlafen, bevor du deine Temperatur mißt und versuche sie jeden Morgen zur gleichen Zeit zu messen. Falls du in einer Nacht einmal nur eine Stunde geschlafen hast, oder wenn du sie zu einem ganz anderen Zeitpunkt als gewöhnlich mißt, miß sie trotzdem und mache eine Bemerkung in deiner Tabelle. Laß niemals einen Tag wegen ungünstiger Voraussetzungen aus. Es ist immer noch besser eine Temperatureintragung mit Bemerkung zu haben, als gar keine.

Frage: Ich stille mein Baby und habe bis jetzt noch nicht meine Periode wiederbekommen, also verlasse ich mich auf meine Schleimänderungen, die mich vor meinem ersten Eisprung warnen. Aber manchmal bin ich für lange Zeit so feucht, daß ich mit meinem Mann wochenlang nicht schlafen kann. Was soll ich tun?

Antwort: Deine Hormone sind im Augenblick so aktiv, daß sie dir dauernd, was ich "falschen Eisprung-Alarm" nenne, geben. Das passiert gewöhnlich ein bis zwei Monate lang vor dem ersten Eisprung und der ersten Periode. Bei einigen Frauen kann sich das über Monate hinwegziehen. Ihr müßt geduldig und besonders verständnisvoll zueinander sein. Es mag euch lange erscheinen, aber im Vergleich zu den Jahren, die vor euch liegen, wenn der Zyklus wieder hergestellt ist, ist die Zeit doch sehr kurz.

Frage: Ich bekam zwei Kinder gleich hintereinander, ohne dazwischen eine Periode zu haben. Wie war das möglich?

Antwort: Du wurdest direkt mit dem ersten Eisprung nach dem ersten Kind wieder schwanger. Die erste Periode wäre zwei Wochen später gekommen, falls du nicht schwanger geworden wärst.

Frage: Ich bin in den Wechseljahren und habe manchmal mehrere Monate lang keine Periode. Was soll ich tun?

Antwort: Wenn du nur selten eine Periode hast, hast du auch nur selten den Eisprung. Du kannst dich auf deinen Zervix-Schleim verlassen, der dich warnen wird, wenn der Eisprung wirklich kommt. Lies alle Kapitel in diesem Buch, die die Schleimmethode betreffen und trage ohne Unterbrechung die Schleimveränderungen in die Tabelle ein. Dann wirst du wissen, wann der Eisprung bevorsteht und du fruchtbar bist. Geburtenkontrolle braucht während der Wechseljahre kein Problem zu sein.

Gib es weiter

Viele Paare suchen nach einer natürlichen, sicheren und annehmbaren Methode, um ihre Geburten zu planen. Wenn du diese Methode gut verstehst, und du an deinem eigenen Körper immer wieder erfahren hast, daß sie sich bewährt, und sie dir keine Rätsel mehr aufgibt, könntest du dir überlegen, ob du dein Wissen verfügbar machen willst, um anderen Frauen zu helfen. Du könntest deine Informationen mit interessierten Freundinnen austauschen. Du kannst vom Betrachten deiner eigenen Tabelle und körperlichen Anzeichen eine Menge lernen, aber du bekommst erst wirklich ein Gefühl dafür, wenn du dir andere Tabellen ansiehst und mit anderen Frauen darüber sprichst.

Laßt uns gegenseitig helfen, über unsere Körper zu lernen. Laßt uns unsere Erfahrungen und unser Wissen über diesen wichtigsten und persönlichen Aspekt unseres Lebens teilen.

Falls etwas schief laufen sollte, ihr euch verkalkuliert oder es einfach trotzdem gemacht habt, und plötzlich ein ungewolltes Baby auf dem Weg ist, könnt ihr das Baby mir geben.

—Margaret

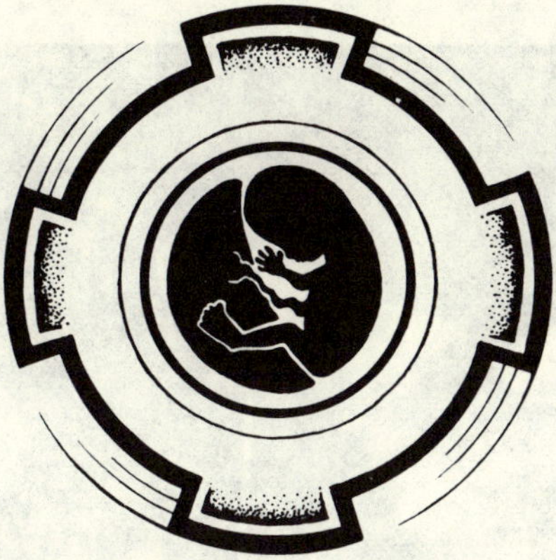

Die Hebammen der Farm machen außerdem folgendes Angebot:

Falls du oder irgendjemand, den du kennst, an eine Abtreibung denkt, bieten wir als Alternative an: Wir bringen dein Kind auf natürliche Weise zur Welt, kostenlos. Wenn du dich dann entschließt, es zu behalten, kannst du es tun. Ansonsten ziehen wir es auf. Wenn immer du dich entscheidest, daß du das Kind zurückhaben willst, kannst du es haben.

[Wir bieten diese Alternative so lange an, wie wir für gute Pflege garantieren können.]

The Farm
Summertown, Tennessee 38483
U.S.A.

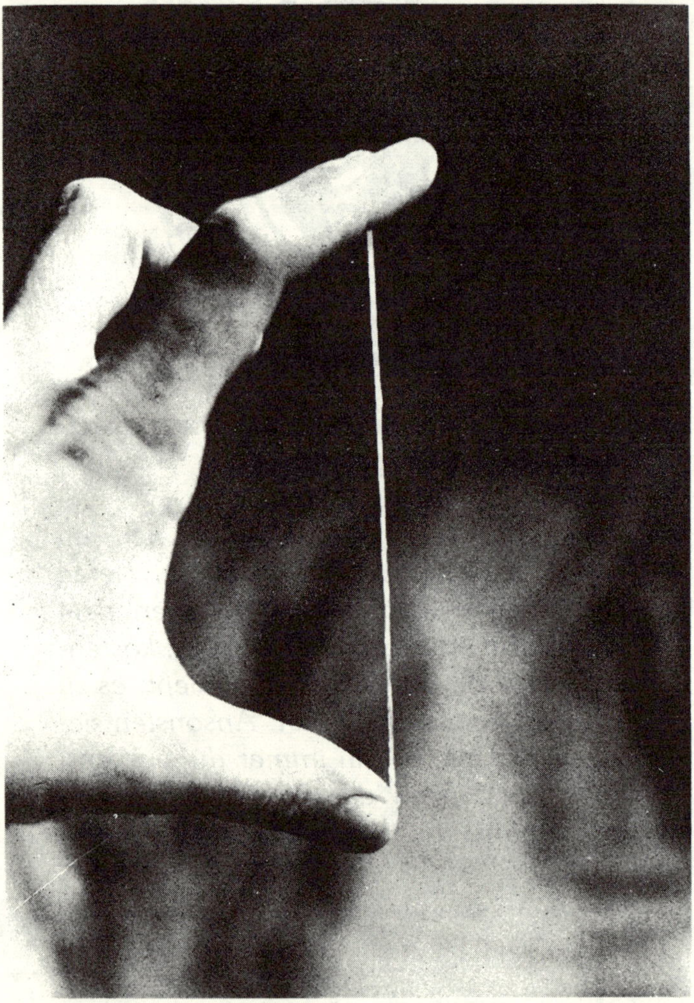

Spinnbarkeit

Anhang

Inhaltsverzeichnis

Ei und Spermien

Die Länge der fruchtbaren Zeit beim Menschen, also die Zeit, wenn eine lebende Samenzelle auf ein lebendes Ei treffen kann, ist ein kontroverses Thema. Diese Methode der natürlichen Geburtenkontrolle, die Annahme, daß das menschliche Ei *nur 12-24 Stunden* lang lebt, und daß der menschliche Same gewöhnlich *drei, manchmal auch fünf Tage* lang befruchtungsfähig ist. Wir wissen nicht die genaue Lebensdauer oder die Befruchtungsfähigkeit vom Samen oder Ei, besonders vom Samen. Man kann nicht mit Menschen und ihren Nachkommen experimentieren, um Daten zu sammeln, und die Tierforschung ist nicht sehr zutreffend. Die meisten wissenschaftlichen Nachforschungen befürworten eine 3 Tage lange Befruchtungsfähigkeit des Samens, aber einige Nachforschungen setzen eine 5 Tage Dauer der Funktionsfähigkeit des Samens voraus. Es gibt eine allgemeine Übereinstimmung unter den derzeitigen Forschern, daß das Ei nur höchstens 12-24 stunden lang lebt.

Hier sind einige Zitate aus der medizinischen Literatur über die Lebensdauer von Ei und Same:

"Bewegliche Spermazoten wurden zwei bis acht Tage nach dem Coitus in der Zervix gefunden...Jedoch wird angenommen, daß Spermazoten nur innerhalb von 48 Stunden nach dem Coitus zur Befruchtung fähig sind."

"The Function of the Cervix in Fertility."*
Kamran S. Moghissi, M.D. in *Fertility and Sterility*, Vol. 23, No.4, April 1972.

*"Die Funktion der Zervix in der Fruchtbarkeit."

"...das Ovum ist ungefähr 12 Stunden befruchtbar, wahrscheinlich sogar maximal 24 Stunden."

"Im Falle des Spermiums wird die Dauer der Befruchtungsfähigkeit stärker von der Umgebung, die im weiblichen Genitaltrakt angetroffen wird, beeinflußt: Spermazoten, die in der Vagina bleiben, sterben innerhalb weniger Stunden, während diejenigen, die in den Zervix-Kanal eintreten, 48 bis 72 Stunden oder länger beweglich bleiben können, falls die Schleim-Beschaffenheit günstig ist. In diesem Bericht wird die Zeitspanne, in der das Spermium ein Ovum befruchten kann, als Zeitraum der Befruchtungsfähigkeit bezeichnet, und diese ist höchstwahrscheinlich viel kürzer als die Zeit der Bewegungsfähigkeit. Diese Zahlen zeigen, daß die fruchtbare Zeit maximal 4 Tage lang ist, aber der Durchschnitt ist wahrscheinlich viel kürzer."

Biologie der Fruchtbarkeits-Kontrolle
durch periodische Abstinenz
Welt Gesundheits Organisation
Technischer Report, Genf 1967

"Der Sperm kann gewöhnlich das Ovum nur während zwei oder drei Tagen befruchten...und ein Tag ist die Höchstgrenze für das Überleben des Ovums..."

Biological and Medical Aspects
of Contraception. *
Benedict J. Duffy, M.D., 1969

**Biologische und medizinische Aspekte der Empfängnisverhütung*

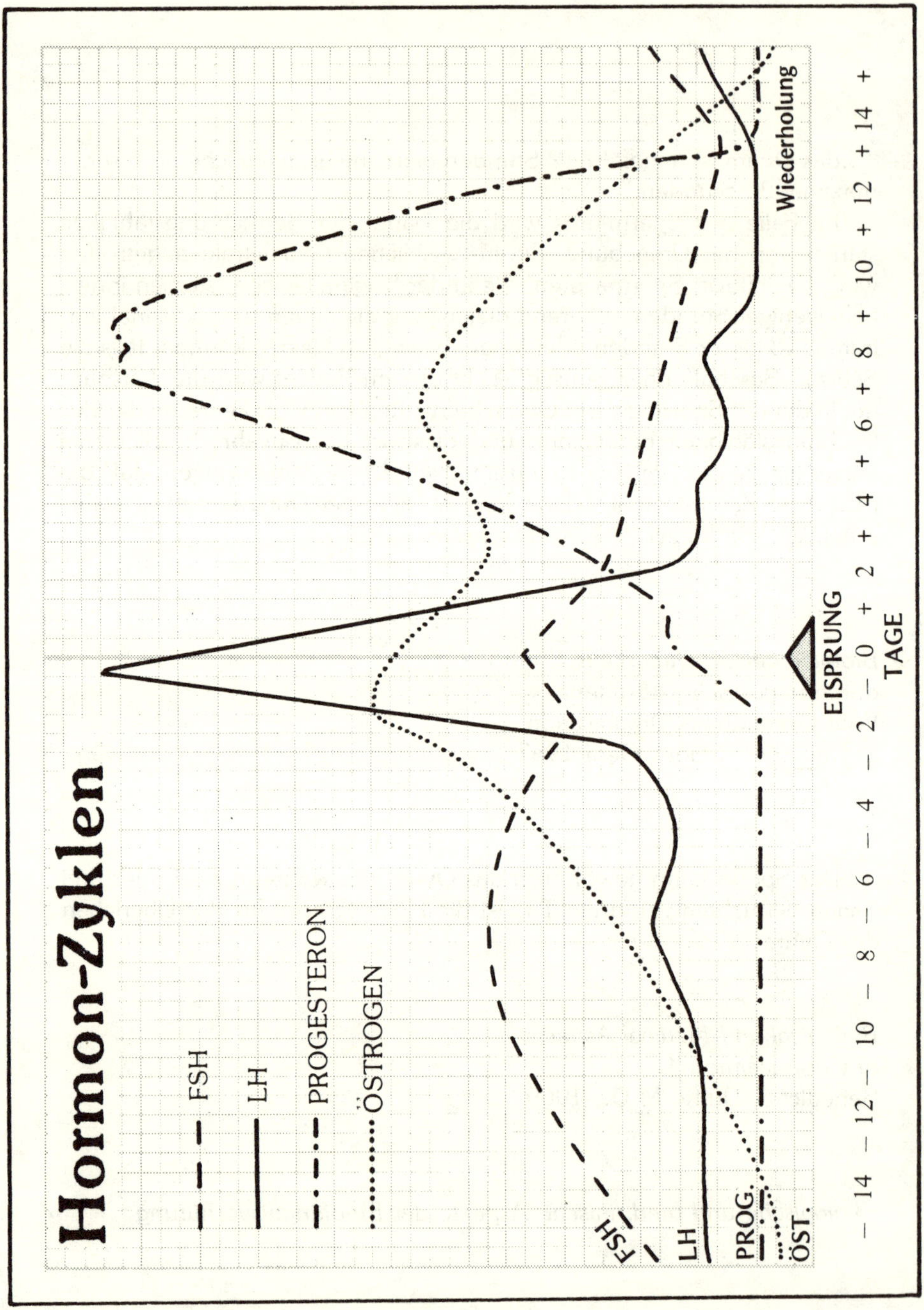
Hormon-Zyklen
FSH
LH
PROGESTERON
ÖSTROGEN
FSH
LH
PROG.
ÖST.
Wiederholung
EISPRUNG
– 14 – 12 – 10 – 8 – 6 – 4 – 2 – 0 + 2 + 4 + 6 + 8 + 10 + 12 + 14 +
TAGE

Hormonhaushalt der Frau

Um diese natürliche Methode der Geburtenkontrolle richtig anwenden zu können, hilft es eine Menge, die *natürlichen Mechanismen deines Fruchtbarkeitszyklus* zu verstehen. Diese natürlichen Methoden stützen sich auf wissenschaftliche Erkenntnisse über die weibliche Physiologie und Endokrinologie (Lehre von den Hormonen). *Du brauchst das nicht alles zu behalten, um natürliche Geburtenkontrolle zu praktizieren, aber du solltest eine gewisse Vorstellung davon haben, was passiert.*

Die Hormone, die am weiblichen Geschlechtszyklus beteiligt sind, sind alle voneinander abhängig und durch Rückkopplungsmechanismen miteinander verbunden. Die Wissenschaft ist sich bis heute noch nicht über den genauen Aufbau der Rückkopplungsmechanismen im klaren. (Was war zuerst: Das Huhn oder das Ei?) Aber so sieht es ungefähr aus:

Die endokrinen Hormone, die deinen Zyklus bestimmen, kommen von dem vorderen Teil der Hirnanhangdrüse (die sich im Zentrum des Kopfes befindet) und von den Eierstöcken selbst.

Hormone der Hirnanhangdrüse

FSH — Follikelstimulierendes Hormon — regt in den Eierstöcken die Produktion von Östrogen an, was die Reifung eines Follikels (Eibläschens) bewirkt.
LH — Luteinisierendes Hormon — löst den Eisprung aus und regt die Bildung des *Gelbkörpers* (Corpus Luteum — eine hormonproduzierende Drüse, die sich aus dem geplatzten Follikel entwickelt) an.

Hormone des Eierstocks

Östrogen — grundlegendes weibliches Hormon, das die weiblichen Eigenschaften unterstützt und die Produktion von FSH und LH mitreguliert.
Progesteron — wird vom Gelbkörper abgesondert und löst den Temperaturanstieg aus. Zusammen mit Östrogen bewirkt es einen Aufbau der Gebärmutterschleimhaut zur Aufnahme des befruchteten Eies und verhindert das Abstoßen dieser Schleimhaut, falls sich ein befruchtetes Ei in ihr einnistet.

Der vordere Teil der Hirnanhangdrüse beginnt diesen Prozeß mit der Produktion vom

Follikel Stimulierenden Hormon

—FSH—

Er wird hierzu von einem freisetzenden Faktor von einem Teil des Gehirns, dem Hypothalamus, angeregt. Der Hypothalamus signalisiert durch sein Neuro–Hormon LFF (LH/FSH Freisetzungs Faktor)* der Hirnanhangdrüse FSH (und ein wenig LH) zu produzieren, welches ganze Trauben von Follikeln im Ovar heranreifen läßt.

Wenn FSH und ein wenig LH durch die Blutbahn laufen und auf den Eierstock treffen, veranlassen sie die heranreifenden Follikel zur Produktion eines anderen Hormons—

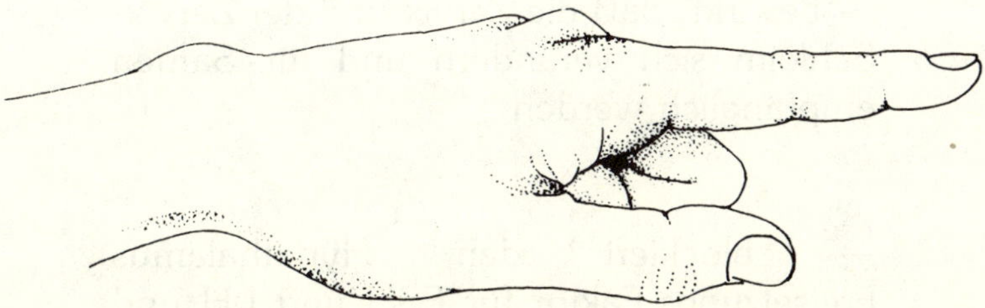

*Die jüngste Forschung bestätigt das Vorhandensein eines Neuro-Hormon-Freisetzungs-Faktors für sowohl FSH als auch LH — also LH/FSH-FF oder Gonadotropin Freisetzungsfaktor — GnFF. Aber einige Quellen sprechen von dem Vorhandensein von zwei Faktoren. Bis jetzt wurde jedoch nur einer freigelegt.

— Östrogen —

Während die Follikel innerhalb von ungefähr sieben Tagen heranreifen, sondern sie immer mehr Östrogen in die Blutbahn ab. Östrogen bewirkt viele Dinge:

Es

— bewirkt, daß die Gebärmutter anfängt eine Schleimhaut zu bilden, um möglicherweise das befruchtete Ei zu empfangen und zu ernähren.

— bewirkt, daß die Zervix und der Zervix-Schleim sich verändern und für Samen empfänglich werden.

— blockiert den Hypothalamus Freisetzungs-Faktor für FSH und LH und vermindert ihre Verbreitung.

Der scharfe Östrogen-Anstieg in der Mitte des Zyklus hat allerdings das Gegenteil* zur Folge und verursacht eine Woge von

—LH—

Dieser scharfe Anstieg von LH bewirkt die Ovulation des allerreifsten Eies aus einer Gruppe von Eiern, die unter dem Einfluß von FSH und LH herangereift sind.

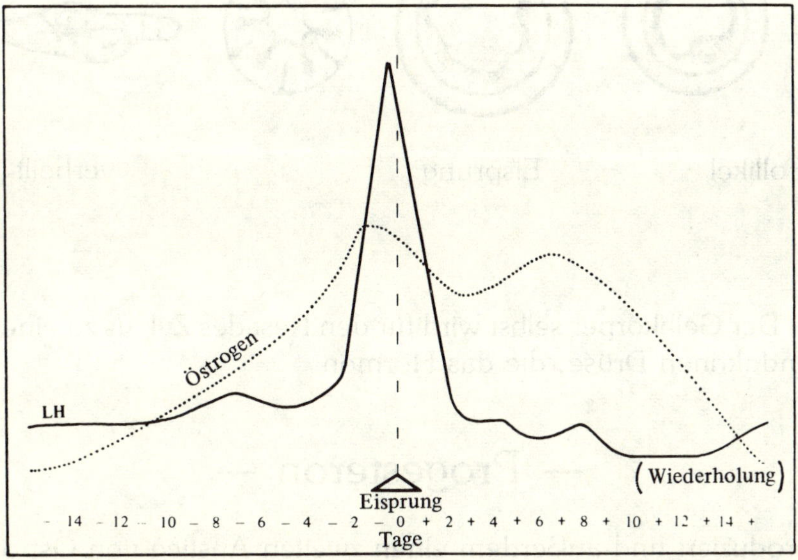

*Dies ist ein Doppelschwellen-Phänomen. Bis zu einem gewissen Punkt verursacht es eine Reaktion, danach bewirkt es eine andere, manchmal gegenteilige Reaktion. Dieses Phänomen wurde auch bei anderen endokrinen Hormonen beobachtet.

LH bewirkt dann, daß das leere Follikel (die Höhle, in der das Ei war) sich umbildet zum

— Gelbkörper —

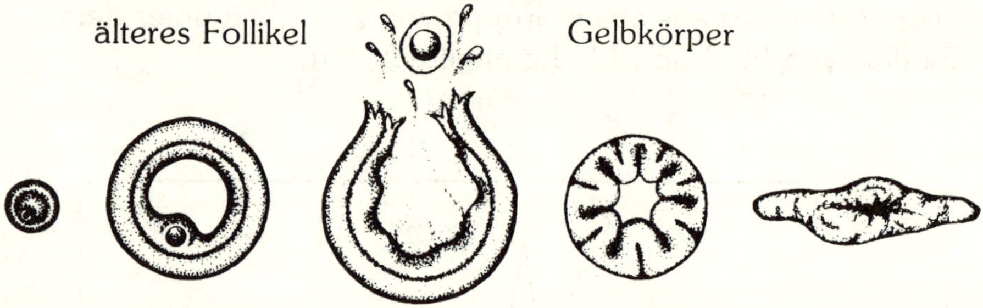

Der Gelbkörper selbst wird für den Rest des Zyklus zu einer endokrinen Drüse, die das Hormon

— Progesteron —

produziert und außerdem einen zweiten Anstieg von Östrogen bewirkt. Hohe Progesteron- und Östrogenspiegel vom Eierstock schränken die FSH- und LH-Produktion der Hirnanhangdrüse ein.

Nach dem Eisprung endet die Follikel-Phase des Zyklus, die durch hohe Östrogen-Spiegel bestimmt war. Die *Gelbkörperphase*, durch hohe Progesteron-Spiegel bestimmt, beginnt.

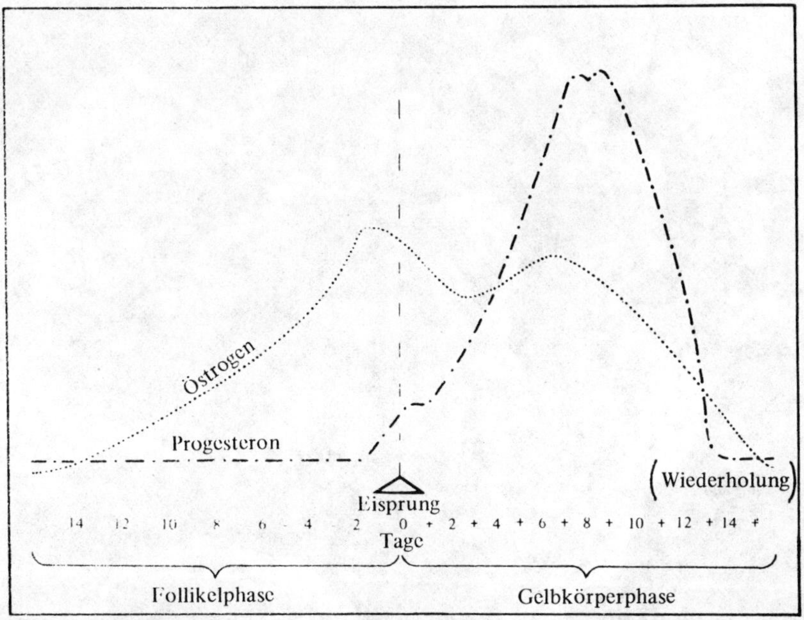

Die Hauptaufgabe von Progesteron ist es, die Schleimhaut in der Gebärmutter gründlich aufzubauen, d.h. die Arbeit, die das Östrogen angefangen hat, zu beenden.

Die Gebärmutterschleimhaut baut sich rasch auf, um ein mögliches befruchtetes Ei ernähren zu können. Die Gelbkörperphase dauert etwa zwei Wochen (12 bis 16 Tage). Dann stellt der Gelbkörper seine Progesteron Produktion ein und wächst zu. Wenn der Progesteron-Spiegel im Blut fällt, stößt die Gebärmutter ihre Schleimhaut ab. Zu diesem Zeitpunkt tritt das FSH der Hirnanhangdrüse wieder in Aktion und der Zyklus beginnt von neuem.

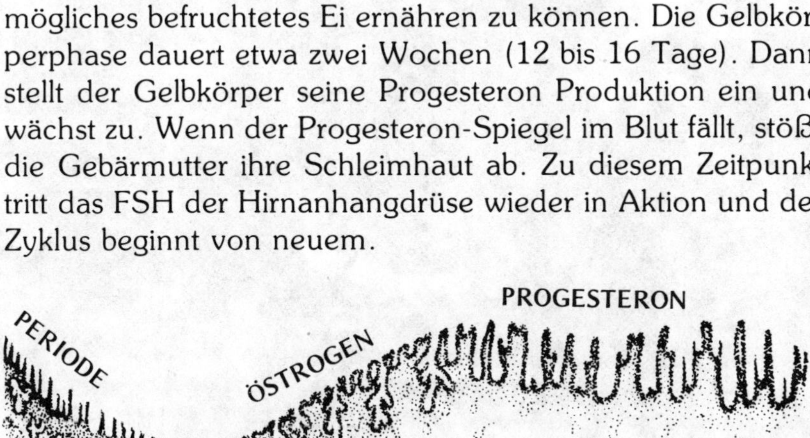

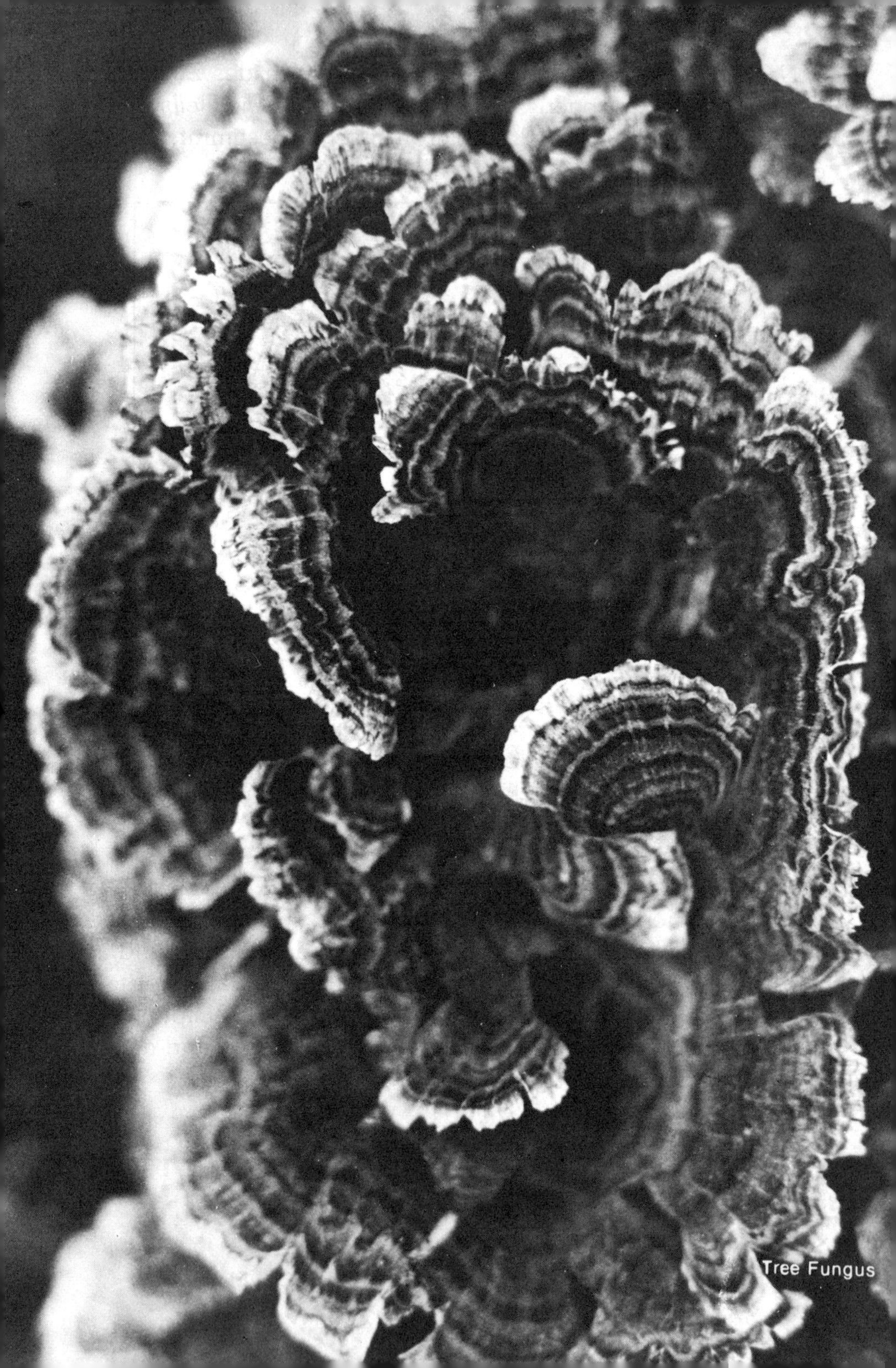
Tree Fungus

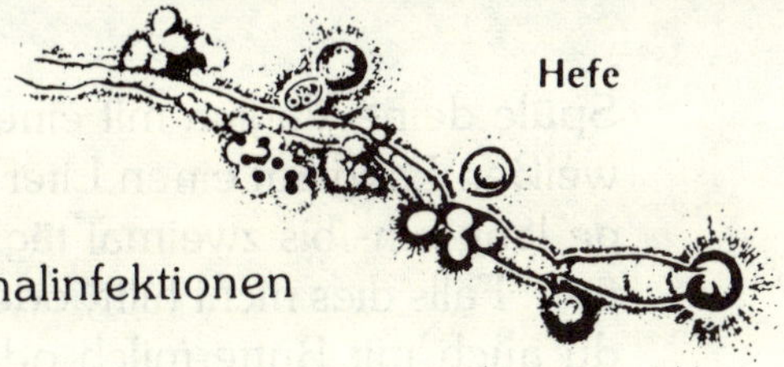

Hefe

Hefepilze

und andere Vaginalinfektionen

Es gibt drei Arten von Vaginalinfektionen:
—die durch einen Pilz hervorgerufene *Candida albicans* (monilia), allgemein bekannt unter dem Namen "Hefepilze;
—diejenigen, die von Bakterien erzeugt werden;
—und diejenigen, die von einer Protozoa, *Trichomonaden* genannt, hervorgerufen werden.

Hefe ist die häufigste und ungefährlichste Infektion, ist aber unangenehm und stört die Schleimbeobachtung. In der Scheide entsteht dann eine kleine Pilzkolonie, die ein Jucken oder Brennen und einen mild riechenden, geronnenen Ausfluß hervorruft. Falls du solche Symptome hast, ist es wahrscheinlich Hefe.

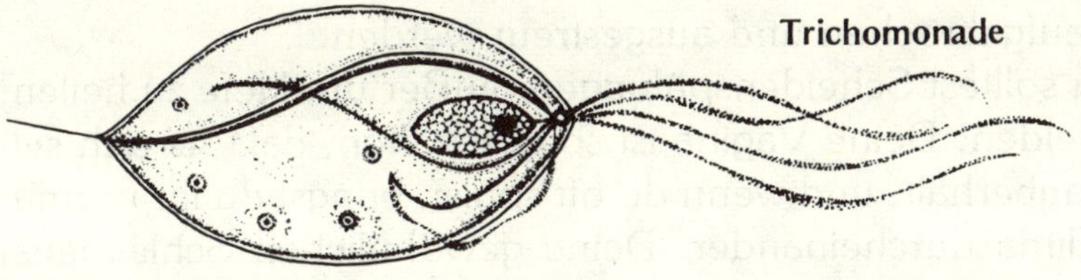

Trichomonade

Falls du einen seltsam riechenden Ausfluß ohne Jucken hast, ist es wahrscheinlich eine Bakterieninfektion der Gebärmutter, des Gebärmutterhalses oder der Vagina. Bei einer Bakterien- oder Trichomonadeninfektion solltest du zum Arzt gehen, da die einzige wirksame Medizin verschreibungspflichtig ist.

Wenn du glaubst, Hefepilze zu haben, kannst du folgende Hausmittel ausprobieren, bevor du zum Arzt gehst:

Pilze mögen keine saure Umgebung (d.h. mehr Säure als Lauge). Deshalb kannst du ein frühes Stadium von Pilzbefall oft so kurieren:

Spüle deine Vagina mit einer Essiglösung aus zwei Eßlöffeln weißen Essig auf einen Liter warmes Wasser. Spüle 5-10 Tage lang ein- bis zweimal täglich, je nach Schwere der Infektion. Falls dies nicht hilft, oder du Essig nicht verträgst, kannst du auch mit Buttermilch oder verdünntem Joghurt zweimal täglich 7 bis 10 Tage lang spülen. Buttermilch enthält Milchsäurebakterien *(Laktobazillus acidophilus)*. Diese Bakterie sondert Laktik-Säure ab. In deiner Vagina lebt auch gewöhnlich ein guter Laktobazillus, der die Hefe unterdrückt. Aber wenn das normale Klima in deiner Vagina gestört ist, kann die Hefe überhand nehmen. Buttermilch oder Joghurt — verdünnt genug, um durch einen Applikator (in Apotheken erhältlich) zu gehen — werden dir dann helfen und bauen den Laktobazillushaushalt wieder auf. Du kannst deinen eigenen Laktobazillus durch Krankheit, Antibiotika oder durch Routine-Spülungen verlieren. Nachdem du dich gewaschen hast und eine Spülung gemacht hast, kannst du etwas Vaseline oder eine Vitamin A oder D Salbe auftragen, um die Aussenseite deiner Vagina zu schützen und zu heilen. Habt während einer Hefe-Infektion keinen Geschlechtsverkehr, weil es dadurch nur schlimmer wird, denn die Hefe-Kolonien können aufgebrochen und ausgestreut werden.

Du solltest Scheidenspülungen, außer um Hefe zu heilen, vermeiden. Deine Vagina ist so geschaffen, daß sie sich selber sauberhält, und wenn du oft spülst, bringst du ihr normales Klima durcheinander. Deine gewöhnlichen Schleimaussonderungen riechen nicht schlecht, solange du dich so häufig wäschst oder duschst, daß auch der übrige Körper nicht schlecht riecht. Falls dein Ausfluß trotzdem schlecht riecht, solltest du dich auf eine Infektion hin untersuchen lassen.

Wenn diese Hausmittel nicht helfen, solltest du zu einer Frauenklinik oder zu einem Frauenarzt/ärztin gehen, um verschreibungspflichtige Medizin zu bekommen.

Laß jedes Jahr einen Abstrich zur Krebsvorsorge machen. Wenn Zervix-Krebs früh erkannt wird, kann er geheilt werden. Frage deine Frauenklinik oder Arzt/Ärztin.

Neue Entwicklungen in der natürlichen Geburtenkontrolle

Der Grund, warum wir drei natürliche Methoden kombiniert empfehlen (Basaltemperatur, Kalender- und Schleim-Methode), ist, weil sie die einzigen sind, die geprüft, bewiesen und im Augenblick verfügbar sind. Wenn die Gemeinschaft der Wissenschaftler ihren Verstand hierfür benutzen würde, hätten wir einige natürliche Anzeichen mehr für den Eisprung zur Verfügung, anstelle von immer mehr Pillen und Chemikalien. Was wir wirklich brauchen ist ein einfacher Test, um den Eisprung auf 5 Tage vorauszusagen und zu bestätigen, wenn er stattgefunden hat. Wenn es mehr natürliche Anzeichen für den Eisprung gäbe, wäre es der Mühe wert, sie als weiteren Beweis für den Eisprung aufzuzeichnen. Es gibt einige Ideen, die sich noch im Stadium der Forschung befinden. Ein paar von ihnen scheinen gute Möglichkeiten zu sein. Hier sind einige, die ich in Nachrichten und Literatur gefunden habe:

1) Ein einfacher LH-Test (luteinisierendes Hormon). Diesen finde ich am besten. LH steigt einige Tage vor dem Eisprung stark im Blut an. Es gibt einen neuen Test, der für Ärzte verfügbar ist, aber bis jetzt ist jeder Test viel zu aufwendig und teuer. Und bis jetzt braucht man noch etwa einen Liter Urin, um überhaupt LH messen zu können. Blut-Messungen sind unpraktisch, weil du ein- oder mehrmals täglich in deinen Finger piksen müßtest. Aber vielleicht gibt es eines Tages einen empfindlichen Teststreifen, der nur in Urin getaucht werden braucht und eine Angabe macht. Ich hoffe es jedenfalls.

2) Vielleicht könnte es einen einfachen Test geben, um Östrogen im Urin festzustellen. Du könntest sehen, wie weit du in deinem jetzigen Zyklus bist, wenn du die Ausscheidungsrate pro Tag deines Zyklus mit der Ausscheidungsrate in den vorhergehenden Zyklen vergleichst.

3) Elektronische Instrumente zum Messen der Spannungsänderungen im weiblichen Nerven- und Elektrosystem sind in der Entwicklung. Wir müssen dies im Auge behalten und sehen, ob irgend etwas dabei herauskommt.

4) In der Entwicklung befinden sich auch Instrumente zum Bestimmen der Viskosität und des Wassergehaltes des Zervix-Schleims. Das ist im Grunde genommen das, was wir mit Daumen und Zeigefinger tun, aber wir sollten die weitere Entwicklung und Genauigkeit der Methode abwarten.

Literatur

Biologie der Fruchtbarkeitskontrolle durch periodische Abstinenz, Welt Gesundheits Organisation, Technischer Report, Serie Nr. 360, Genf, 1967.

Zervix Schleim in der menschlichen Fortpflanzung. Max Elstein, Kamran S. Moghissi, Rudi Borth, Welt Gesundheits Organisation Colloquium, Genf 1972. Scriptor, Copenhagen, 1973.

Biological and Medical Aspects of Contraception. Benedict J. Duffy, M.D., University of Notre Dame Press, London, 1969.

Reproductive Endocrinology. Robert W. Kistner, M.D., ed., Medcom Learning Systems for Wyeth Labs, Pa., 1973.

Physiological Chemistry. 9th Ed. Harold Harper, Ph.D.,Lange Medical Pub., Los Altos, Ca., 1965.

Handbook of Obstetrics and Gynecology. 4th Ed. Ralph C. Benson, M.D., Lange Medical Pub., Los Altos, Ca., 1965.

Ovulation – Stimulation, Suppression, Detection. Robert B. Greenblatt, M.D., ed. Lippincott, Phila., 1966.

Williams' Obstetrics. Hellmann and Prichard, Meredith Corp., N.Y., 1971.

The Infertile Period. J. Marshall, Helicon, Baltimore, 1963.

"Recent Advances in the Ovulation Method," Kevin Hume in *Australian Family Physician.* Vol.3, April, 1974.

"Methods of Determination of Ovulation," Melvin R.Cohen, M.D., in *Journal of Reproductive Medicine,* Vol.2., March-April, 1968.

Physiology of Reproduction and the Rhythm System – Proceedings of a symposium for clergy and physicians, April 20, 1966. Council for Social Service, Toronto, Ontario.

"In Vivo Survival of Spermatozoa in Cervical Mucus," William Perloff, M.D., in *Journal of Obstetics & Gynecology.*

The Ovulation Method. J. Billings, M.D., Melbourne, 1972.

Essentials of Gynecological and Obstetric Endocrinology, Habeeb Bacchus Ph.D., M.D., University Park Press, Baltimore, 1975.

Endocrinology of Woman. Jose Botella-Llusia, W.B.Saunders, Philadelphia, 1972.

Human Reproduction – Conception and Contraception. Ed. by E. Hafez and T.N.Evans, Harper & Row, Hagerstown, Md., 1973.

Fertility and Sterility. Proceedings of the VII World Congress Oct. 1971, Tokyo & Kyoto, Japan. Ed. by T. Hasegawa et al., Excerpta Medica, Amsterdam. American Elsevier Pub.Co., N.Y., 1973.

Index

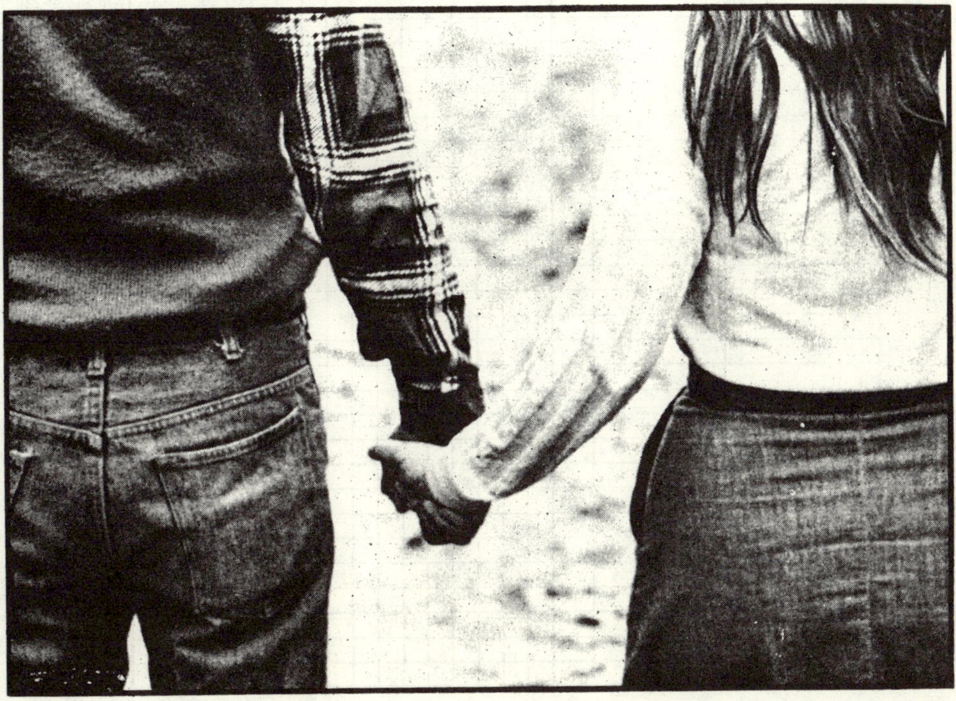

MONAT ~~Januar~~ Februar bis März

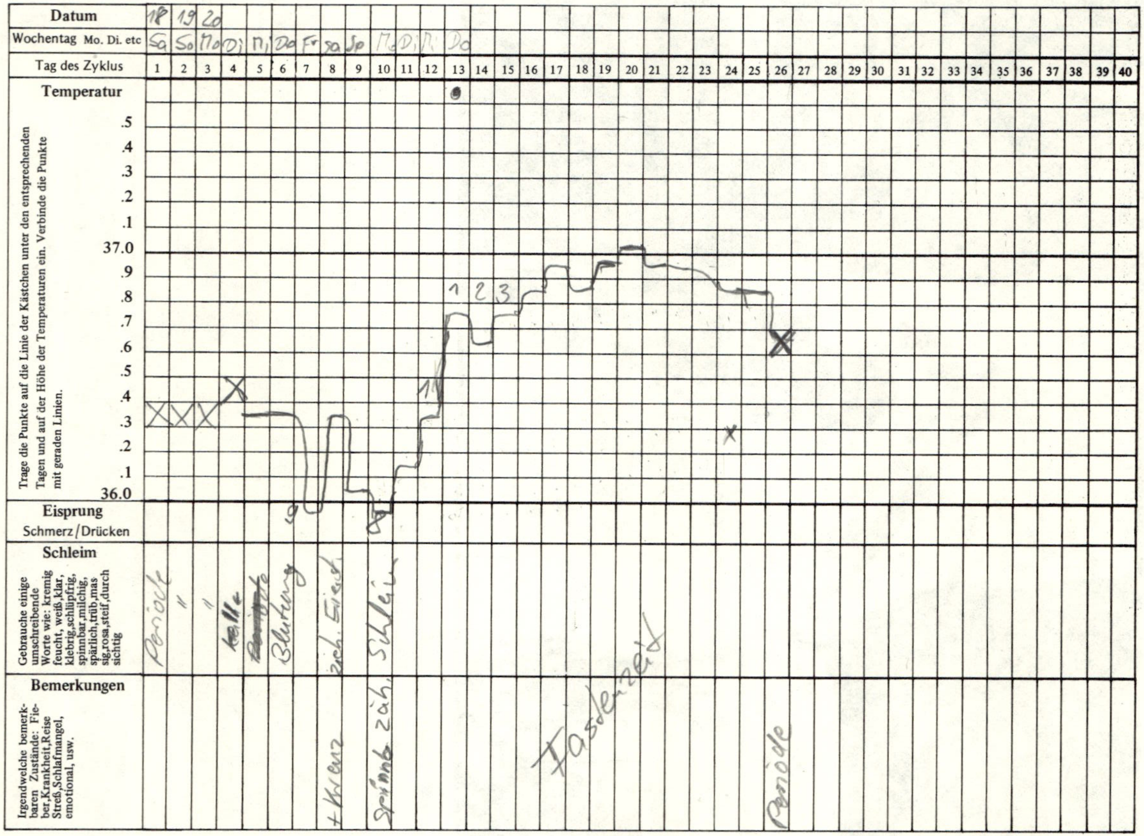

Zahl der Tage in diesem Zyklus: 25

kürzester früherer Zyklus: ______

TEMPERATUR – UND SCHLEIMTABELLE

MONAT Januar **bis** Febr.

Tag des Zyklus	Datum	Wochentag (Mo. Di. etc)	Schleim	Bemerkungen
1	23	Mo	Periode	
2	24	D	"	
3	25	M	"	
4	26	D		
5	27	F	Blutg	
6	28	S		
7	29	S		
8	30		links abends	ziehen Eierst.
9	31		milchig trüb	
10	1			
11	2			
12	3			
13	4			
14	5			
15	6			
16	7			
17	8			
18	9			
19	10			
20	11			
21	12			
22	13			
23	14			
24	15			
25	16			
26	17			
27	18	S		Periode
28	19	S		
29				
30				
31				
32				
33				
34				
35				
36				
37				
38				
39				
40				

Temperatur

Trage die Punkte auf die Linie der Kästchen unter den entsprechenden Tagen und auf der Höhe der Temperaturen ein. Verbinde die Punkte mit geraden Linien.

.5 / .4 / .3 / .2 / .1 / 37.0 / .9 / .8 / .7 / .6 / .5 / .4 / .3 / .2 / .1 / 36.0

1 2 3

Eisprung Schmerz/Drücken

Schleim Gebrauche einige umschreibende Worte wie: kremig feucht, weiß, klar, klebrig, schlüpfrig, spinnbar, milchig, spärlich, trüb, massig, rosa, steif, durchsichtig

Bemerkungen Irgendwelche bemerkbaren Zustände: Fieber, Krankheit, Reise Streß, Schlafmangel, emotional, usw.

Zahl der Tage in diesem Zyklus: 26

kürzester früherer Zyklus: ______

TEMPERATUR – UND SCHLEIMTABELLE

MONAT ____________ bis ____________

Datum																																								
Wochentag Mo. Di. etc																																								
Tag des Zyklus	1	2	3	4	5	6	7	8	9	10	11	12	13	14	15	16	17	18	19	20	21	22	23	24	25	26	27	28	29	30	31	32	33	34	35	36	37	38	39	40
Temperatur Trage die Punkte auf die Linie der Kästchen unter den entsprechenden Tagen und auf der Höhe der Temperaturen ein. Verbinde die Punkte mit geraden Linien.																																								
.5																																								
.4																																								
.3																																								
.2																																								
.1																																								
37.0																																								
.9																																								
.8																																								
.7																																								
.6																																								
.5																																								
.4																																								
.3																																								
.2																																								
.1																																								
36.0																																								
Eisprung Schmerz/Drücken																																								
Schleim Gebrauche einige umschreibende Worte wie: kremig feucht, weiß,klar, klebrig,schlüpfrig, spinnbar,milchig, spärlich,trüb,mas sig,rosa,steif,durch sichtig																																								
Bemerkungen Irgendwelche bemerk- baren Zustände: Fie- ber,Krankheit,Reise Streß,Schlafmangel, emotional, usw.																																								

Zahl der Tage in diesem Zyklus: ________

kürzester früherer Zyklus: ________

TEMPERATUR – UND SCHLEIMTABELLE

MONAT ______________ bis ______________

Datum																																								
Wochentag Mo. Di. etc																																								
Tag des Zyklus	1	2	3	4	5	6	7	8	9	10	11	12	13	14	15	16	17	18	19	20	21	22	23	24	25	26	27	28	29	30	31	32	33	34	35	36	37	38	39	40
Temperatur Trage die Punkte auf die Linie der Kästchen unter den entsprechenden Tagen und auf der Höhe der Temperaturen ein. Verbinde die Punkte mit geraden Linien.																																								
.5																																								
.4																																								
.3																																								
.2																																								
.1																																								
37.0																																								
.9																																								
.8																																								
.7																																								
.6																																								
.5																																								
.4																																								
.3																																								
.2																																								
.1																																								
36.0																																								
Eisprung Schmerz/Drücken																																								
Schleim Gebrauche einige umschreibende Worte wie: kremig feucht, weiß, klar, klebrig, schlüpfrig, spinnbar, milchig, spärlich, trüb, massig, rosa, steif, durchsichtig																																								
Bemerkungen Irgendwelche bemerkbaren Zustände: Fieber, Krankheit, Reise Streß, Schlafmangel, emotional, usw.																																								

Zahl der Tage in diesem Zyklus: ______

MONAT ____________ bis ____________

Datum																																								
Wochentag Mo. Di. etc																																								
Tag des Zyklus	1	2	3	4	5	6	7	8	9	10	11	12	13	14	15	16	17	18	19	20	21	22	23	24	25	26	27	28	29	30	31	32	33	34	35	36	37	38	39	40
Temperatur Trage die Punkte auf die Linie der Kästchen unter den entsprechenden Tagen und auf der Höhe der Temperaturen ein. Verbinde die Punkte mit geraden Linien.																																								
.5																																								
.4																																								
.3																																								
.2																																								
.1																																								
37.0																																								
.9																																								
.8																																								
.7																																								
.6																																								
.5																																								
.4																																								
.3																																								
.2																																								
.1																																								
36.0																																								
Eisprung Schmerz/Drücken																																								
Schleim Gebrauche einige umschreibende Worte wie: kremig feucht, weiß, klar, klebrig, schlüpfrig, spinnbar, milchig, spärlich, trüb, massig, rosa, steif, durchsichtig																																								
Bemerkungen Irgendwelche bemerkbaren Zustände: Fieber, Krankheit, Reise Streß, Schlafmangel, emotional, usw.																																								

Zahl der Tage in diesem Zyklus: ______

kürzester früherer Zyklus: ______

TEMPERATUR – UND SCHLEIMTABELLE

MONAT ____________________ bis ____________________

Datum																																								
Wochentag Mo. Di. etc																																								
Tag des Zyklus	1	2	3	4	5	6	7	8	9	10	11	12	13	14	15	16	17	18	19	20	21	22	23	24	25	26	27	28	29	30	31	32	33	34	35	36	37	38	39	40
Temperatur Trage die Punkte auf die Linie der Kästchen unter den entsprechenden Tagen und auf der Höhe der Temperaturen ein. Verbinde die Punkte mit geraden Linien.																																								
.5																																								
.4																																								
.3																																								
.2																																								
.1																																								
37.0																																								
.9																																								
.8																																								
.7																																								
.6																																								
.5																																								
.4																																								
.3																																								
.2																																								
.1																																								
36.0																																								
Eisprung Schmerz/Drücken																																								
Schleim Gebrauche einige umschreibende Worte wie: kremig feucht, weiß,klar, klebrig,schlüpfrig, spinnbar,milchig, spärlich,trüb,mas sig,rosa,steif,durch sichtig																																								
Bemerkungen Irgendwelche bemerk-baren Zustände: Fie-ber,Krankheit,Reise Streß,Schlafmangel, emotional, usw.																																								

Zahl der Tage in diesem Zyklus: ________

kürzester früherer Zyklus: ________

TEMPERATUR – UND SCHLEIMTABELLE

MONAT ____________________ bis ____________________

Datum																																								
Wochentag Mo. Di. etc																																								
Tag des Zyklus	1	2	3	4	5	6	7	8	9	10	11	12	13	14	15	16	17	18	19	20	21	22	23	24	25	26	27	28	29	30	31	32	33	34	35	36	37	38	39	40
Temperatur Trage die Punkte auf die Linie der Kästchen unter den entsprechenden Tagen und auf der Höhe der Temperaturen ein. Verbinde die Punkte mit geraden Linien.																																								
.5																																								
.4																																								
.3																																								
.2																																								
.1																																								
37.0																																								
.9																																								
.8																																								
.7																																								
.6																																								
.5																																								
.4																																								
.3																																								
.2																																								
.1																																								
36.0																																								
Eisprung Schmerz/Drücken																																								
Schleim Gebrauche einige umschreibende Worte wie: kremig feucht, weiß, klar, klebrig, schlüpfrig, spinnbar, milchig, spärlich, trüb, mas sig, rosa, steif, durch sichtig																																								
Bemerkungen Irgendwelche bemerk-baren Zustände: Fie-ber, Krankheit, Reise Streß, Schlafmangel, emotional, usw.																																								

Zahl der Tage in diesem Zyklus: ________

kürzester früherer Zyklus: ________